closer to
the Heart

说句
心里话3

程蕾蕾 ○ 著

人民卫生出版社
·北京·

图书在版编目（CIP）数据

说句心里话 . 3 / 程蕾蕾著 . 一北京：人民卫生出版社，2021.11（2021.12 重印）

ISBN 978-7-117-32123-5

I. ①说… Ⅱ. ①程… Ⅲ. ①心脏血管疾病－诊疗－普及读物

Ⅳ. ①R54-49

中国版本图书馆 CIP 数据核字（2021）第 191091 号

说句心里话 3

Shuo Ju Xinlihua 3

策划编辑	周 宁
责任编辑	周 宁
书籍设计	门乃婷工作室　尹 岩
著　者	程蕾蕾
出版发行	人民卫生出版社（中继线 010-59780011）
地　址	北京市朝阳区潘家园南里 19 号
邮　编	100021
印　刷	廊坊一二〇六印刷厂
经　销	新华书店
开　本	710×1000　1/16　印张：20
字　数	238 千字
版　次	2021 年 11 月第 1 版
印　次	2021 年 12 月第 2 次印刷
标准书号	ISBN 978-7-117-32123-5
定　价	59.00 元

E－mail　pmph@pmph.com

购书热线　010-59787592　010-59787584　010-65264830

打击盗版举报电话：010-59787491　　E－mail：WQ@pmph.com

质量问题联系电话：010-59787234　　E－mail：zhiliang@pmph.com

疫情之下，没有旁观者

　　2020 年是不平凡的一年。新型冠状病毒肺炎疫情突然暴发，严峻情势之下，没有旁观者。我们复旦大学附属中山医院第一时间集结援鄂医疗队，心内科全体同事踊跃报名。入选的抗疫英雄在关键时刻挺身而出，背负着所有同仁的殷切期望，更是背负着我们国家的勇气和决心，奔赴疫情防控的最前线。

　　他们是时代造就的英雄，也是自己成就的英雄。

　　在疫情暴发初始，我们就已经意识到，新冠病毒侵犯的不仅仅是肺脏，更可能与心血管病变密切相关。我们就此开展工作，对广为关注的 3 个问题进行了探索：

1. 降压药"血管紧张素转换酶抑制剂"和"血管紧张素 2 受体拮抗剂"（ACEI/ARB）会不会加重新冠病毒感染者的病情？

我们得出的结论是：理论上，这两种药可能会加重新冠病毒感染患者的病情，但总体而言，在实践中基本可以放心使用。

2. 新冠病毒感染会不会引起心肌损伤？如果会的话，程度有多严重？

我们得出的结论是：约 11% 的感染者心脏受累，但床旁心脏超声和血液心脏标志物检测提示，大部分患者的心功能受到的影响相对轻微。

3. 新冠病毒感染者的 D- 二聚体升高，有哪些临床意义？

我们得出的结论是：75% 左右患者的血液 D- 二聚体升高，主要与炎症的严重程度相关，至于是否合并发生肺栓塞，则需要结合临床因素进一步分析。

与此同时，我们团队还迅速研发了"新型冠状病毒（2019-nCoV）IgM 抗体检测试剂盒（胶体金免疫层析法）"并投产使用，检测准确率高达 98.8%。

受疫情影响，很多心血管患者难以前往医院就诊，其中不乏危重患者。为此，我们心内科上线了"e 心门诊"，在疫情取得阶段性胜利之前，全体医生免费网上接诊，与患者共渡难关。

对于每一位医生，这都是一段难忘的经历。我的学生程蕾蕾主任医师就此撰写了《说句心里话 3》。全书在记述各种可歌可泣事迹的同时，也介绍了疫情期间高血压、冠心病、心律失常等心血管疾病的诊治方法和注意事项。

　　本次新冠疫情是人类传染病史上的重大事件，防范病毒传播可能在一段时间内成为常态。希望程医师的这本书能帮助大家科学保护心脏，捍卫生命健康。

中国科学院　院士

中国医师协会心血管病内科医师分会　会长

中国心血管健康联盟　主席

复旦大学附属中山医院心内科　主任

上海市心血管病研究所　所长

葛均波

完成与完美

　　《说句心里话 3》是我的第四本心血管健康科普书。终于完稿之后，我却第四次感到深深的遗憾。每一本书的写作过程都是相似的轮回：从一开始的雄心勃勃，到最后的争分夺秒努力赶稿，几乎每一次都高开低走。

　　这本书写了大半年，比之前任何一本书的写作时间都长，主要因为这段时间恰逢我当选为中国医师协会心血管内科医师分会肿瘤心脏病学组副组长，医疗和科研任务较以往更加繁重。医生是我的职业，医学是我的事业，我必须首先完成"正事"，才能兼顾"写作"这个从小埋藏在心底的梦想。

我唯一无愧于心的是，虽然走得慢，但我一直在路上。

2020年初，新型冠状病毒肺炎疫情骤然暴发，全国医护人员坚守在疫情保卫战的第一线。正所谓时势造英雄，但亲身经历之后才会明白，无论是驰援武汉的医生、护士，还是留守本院的工作人员，大家当时真的是抱着赴死之心，明知可能殉职也没有人临阵退缩。

我国抗击新冠病毒肺炎疫情能取得阶段性胜利，与每一位同道的努力付出密不可分。他们都是英雄，配得上最高的荣誉和褒奖。与此同时，他们也是普通的父亲、母亲、儿子和女儿。隔离期满后，他们终将回归本职，一如继往穿梭在医院长廊上，往返于两点一线之间。在这场没有硝烟的阻击战中，他们不仅有坚守岗位的职业操守和勇于奉献的大无畏精神，也有自己的牵挂、顾忌和害怕。

在这本书里，我想还原他们的真实模样——抗疫英雄也是活生生的、有血有肉的人。

另外，作为一本心血管科普故事书，《说句心里话3》延续了之前"医学术语太难懂？讲个故事给你听"的风格。20多年行医生涯中，我养成了一个习惯，就是每天晚上把让我印象深刻的患者故事记录下来。然后，在我的书中再现他们的经历、情感和诉求。

我总觉得，心血管疾病相对疑难、复杂，容易令人望而生畏。通过这些活生生的患者事例，或许能够引发更多的共鸣，提供更多疾病诊治方面的思路。就像我经常对患者说的一句话："放心，你不会死的。"对于遭遇心血管疾病打击的人，点燃心中的希望就像搭建一座桥梁，能够支撑他们抵达安全的彼岸。尽管，我们每个人终将走向生命的终点。

我的很多患者都阅读过我写的书，他们在就诊时对跟自己类似的病例故事如数家珍，这让我觉得，为写作而放弃原本就少得可怜的业余时间，也很值得。我可爱、亲爱的患者和家属们，积极向我提供各种信息资料，让我获知了比单纯就医过程丰富得多得多的故事。这些故事里有笑有泪，还有很多很多的爱。

　　我记录了那么多故事，以至于写书的时候需要精挑细选。当我的目光掠过那一条条记录时，总是难以取舍。在这本书里，我记述了他们当中的一部分，还有一些囿于篇幅未能纳入。

　　比如，在2019年年底到2020年1月，有一个16岁的男孩一直找我看病。他爸爸妈妈抹着眼泪说，这孩子从小到大考试都是第一名，却不幸得了骨肉瘤。左膝人工关节置换术后仅仅两个月，他的脊柱又发现肿瘤转移灶。雪上加霜的是，抗肿瘤药物还损害了他的心功能。为此他的父母双双选择了停薪留职，在上海租房陪他看病。他最后一次来我院就诊，心功能终于稍有起色，可惜，出乎意料的疫情打乱了诊疗计划，我不知道那个男孩后来怎么样了……

　　又比如，我有个老患者，是一位已经实现财务自由的公司高管，他的嗓音醇厚、充满磁性，非常好听。他有经久难治的高血压，我给他调整了好几次降压药，依然收效甚微。新冠疫情发生后，他通过线上平台约我电话，对我说："程医生，你那天的猜测惊到我了，但是我实在无法当面启齿跟你诉说我的过往经历，我觉得现在这种不见面的交流挺好，反正现在也不能出门。你说得对，我的高血压确实与一个女人有关……"

　　2020年，我得偿夙愿，有幸成为上海市作家协会会员。儿时的梦想，四十年后终于成真。不过，当我在巨鹿路上海作协领取作协会员证的时候，已经意识到，生活远比小说精彩多姿。大概是上天洞悉我热爱写作的执念，所以安排我这辈子当医生，这样一来，即便是对每天遇到的病患故事进行白描，也可以打动人心。毕竟，真实感凌驾于一切写作技巧。

当然，跟很多我所敬佩和尊敬的作家相比，我始终是一名业余爱好者，写作基础是相当薄弱的。譬如陈村老师在帮忙审核这本书初稿的时候，不但提出了很多叙事框架方面的意见，还指出了多处错别字以及用词不当。至于我的编辑老师，更是毫不留情，她针对太多不满意的地方，专门写了一个文档发过来。批评之不留情面，令我在第一时间将其束之高阁，隔了好几周才拿出来细看。

就这样，经过一改再改，这本书终于要面世了。

就像我的女儿 Happy，尽管有不少缺点，但我依然觉得她是这颗星球上最灵动的生命。

兴趣是最大的动力，我坚信自己还会写下去。判断一件事是否值得去做，不妨参照 10-10-10 法则，意思就是这件事如果现在这样决定，那么 10 分钟以后会怎样？10 个月之后会怎样？10 年之后又会怎样？我希望自己 10 年以后依然是一个称职的心血管医生，并且依然在坚持写作。即使这两件事我做得都不够完美，但对于真实的人生，完成比完美更加重要。

谨以此书献给我所有的患者和家属。感谢我亲爱的同事们，尤其是赵刚副主任医师、黄浙勇主任医师、锁涛副主任医师、程宽博士、齐璐璐老师，是他们在百忙当中协助对本书进行严格审校；感谢我的家人一如既往给予的鼓励与支持，我对自己作为一名母亲和妻子的身份感到骄傲。

2020 年初，同事们奔赴武汉的情景还历历在目，一眨眼已过了一年。不管全球的新冠疫情如何演变，每个人都会随着时间慢慢老去。不管生活如何改变，曾经的经历与情感永远存在，这也是生活令我们奋斗不已的意义所在。

　　　　　　　　　　　　　　　　　　　程蕾蕾

目录
CONTENTS

后记

序　章 | INTRODUCTION |
内容导航

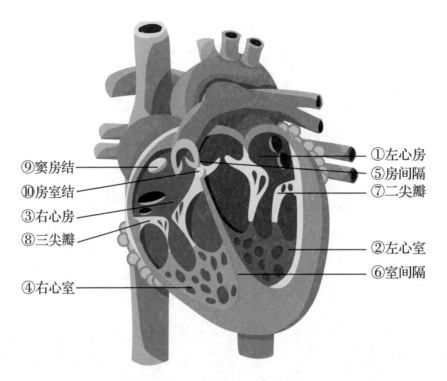

⑨窦房结
⑩房室结
③右心房
⑧三尖瓣
④右心室

①左心房
⑤房间隔
⑦二尖瓣
②左心室
⑥室间隔

　　心脏像幢小房子，有四个房间，分别是①左心房、②左心室、③右心房、④右心室。其中左侧和右侧的心房由⑤房间隔隔开；左侧和右侧的心室由⑥室间隔隔开，互不相通；心房和心室之间有⑦二尖瓣、⑧三尖瓣，使血液由心房向心室单向流动。心脏与全身其他脏器相比，最大的特点是它会自己跳动，这源于由⑨窦房结、⑩房室结和传导束构成的心脏传导系统。

　　先天性心脏病：房间隔缺损，室间隔缺损，动脉导管未闭等。

　　心脏瓣膜病：风湿性心脏瓣膜病变，或其他原因引起的二尖瓣狭窄，二尖瓣脱垂，主动脉瓣狭窄等。

　　心律失常：早搏（第 163 页），房室传导阻滞（第 214 页），预激综合征（第 295 页），Brugada 综合征等。

　　心肌病：扩张型心肌病，肥厚型心肌病等。

　　心包病变：心包积液，缩窄性心包炎等。

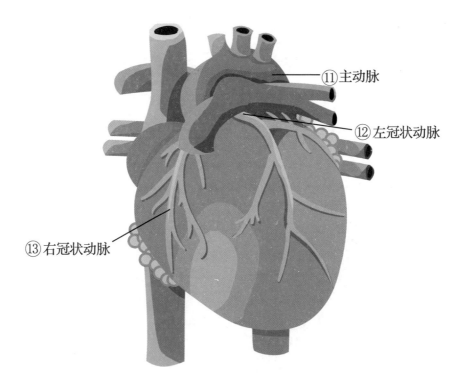

心脏好比一个动力泵，日夜规律搏动，将血液从心脏挤压射入⑪主动脉，由主动脉将血液输送到全身各处，维持组织脏器的正常运转。心脏的任何一个工作环节出了问题，都会影响身体的血液循环。同时，心脏本身也需要供养，由冠状动脉持续不断地供给血液。

冠状动脉相关病变：冠心病（第 98 页），室壁瘤，心肌桥（第 66 页），冠状动脉夹层（第 91 页）等。

心脏感染性病变：感染性心内膜炎（第 222 页），暴发性心肌炎（第 32 页）。

血压及相关疾病：原发性高血压（第 44 页），继发性高血压，嗜铬细胞瘤，脑卒中，主动脉夹层等。

其他：心力衰竭，肿瘤心脏病（第 26 页），原发性心脏肿瘤，心理和精神障碍等。

PS：未标注页码的疾病请参见《说句心里话》《说句心里话 2》《医生最懂你的心》。

第一章 | CHAPTER ONE |

明天与意外，谁先到来

医院成了最"危险"的地方

"老妈，我房间的网络太差了，老师讲课的时候总是卡！"Happy摇了摇我的手臂，"刚才葛老师提问，我都没法回答，我要到书房上课！"

我靠着沙发叹了口气，使劲揉揉自己的脑门。

2020 年初，一场突如其来的新冠病毒疫情让所有人猝不及防。大家对这种未知的凶险病毒惴惴不安、紧张猜测，殊不知，人类可能迎来了一场大瘟疫。

我女儿 Happy 刚上高一，住校一个学期之后，我们一家三口早就做好计划：寒假带孩子飞成都，好好吃喝玩乐放松几天。没承想，1 月 23 日小年夜（江浙沪地区把除夕前一天称为"小年夜"，指一整天），我院接到国家卫生健康委发出的紧急调令，安排重症医学科副主任钟鸣医生立即奔赴武汉支援。情况紧急，从接到命令到出发，钟医生只有三个小时的准备时间。当天下午 2 点，他只身飞往武汉，成为"上海最早逆行者"。

武汉究竟发生了什么？所有人怀着忐忑不安的心情，等待着庚子鼠年的钟声敲响。大年初一，大年初二，大年初三，每天从武汉前线陆续传来各种各样的消息，即使众说纷纭，也难掩总体趋势越来越险峻紧迫。随即，我跟我们家老刘也都接到各自医院的通知，除了感染、呼吸、急诊和重症监护等相关科室，其余科室春节假期延长，具体上班时间待定。

老刘频频皱眉，我能理解他的心情。作为一名主攻肿瘤的泌尿外科医生，他在年前就对一些需要手术的患者做了安排，春节之后一上班，这些患者就要住院开刀。可现在，医生都让在家待命，这些患者可怎么办呀？

紧接着，Happy 的班主任在 QQ 群里告知，开学时间待定。

空气中，瞬间弥漫着惊恐与不安。

以前我跟老刘每天上班忙得不可开交，按理说，延长放假应该轻松一些，但事实证明，休息在家事情更多。平时 Happy 住校，我跟老刘"各自为政"，他经常在手术室解决晚饭，我也乐得在医院食堂吃完回家。周末孩子回来，我有时间就亲手做羹汤，来不及可以点外卖或者外出用餐。可现在呢，不但餐厅全部关门，外卖也统统停了，再加上钟点工阿姨过完年之后也不能返回上海，我每天不仅要做烧饭婆，还得洗衣服、搞卫生。而医生不是说不去医院就不用干活了，通知讲得很清楚，是让大家"居家办公"，医教研一体化管理，临床工作只是医生上班的一部分内容，现在虽没办法去诊室看患者，但在家依然非常繁忙，不分白天黑夜，几乎全天候待命。这么一来，我简直累得无以复加，刚靠在沙发上休息一会儿，又出状况了！

"不行啊，宝贝，妈妈有好多工作得在书房用电脑呢。"我摸了摸 Happy 的头发，转身扯开嗓门："老刘！老刘！你在干吗?！去看看 Happy 的电脑，都跟你说了，路由器不稳定，给她把网线接上呀！"

过了两三分钟，老刘才打开卧室门跑出来，一脸不高兴："就知道喊我！不管什么事就知道喊我！我跟你讲，我今年如果不中标，都是你的错！"

每年春节过后就要提交国家自然科学基金申请，老刘这次写科研标书的积极性特别高，每天除了三餐，其余时间都躲在卧室里用功，现在被我差遣到 Happy 房间，不情不愿地大声嚷嚷："网线呢？原来插在墙上的网线呢？"

我本想再骂老刘，"没有网线你自己到储藏室去拿呀"，但想到这位大哥找东西向来翻个底朝天，待会儿我还不是得重新收拾，只好愤愤地叹了口气，折身去拿了网线。

我早就跟老刘讲了，Happy 在她自己房间用手提电脑上网课，无线网络不如网线可靠稳定，他就是不弄，其实就是嫌麻烦。

我把网线往 Happy 桌上一丢，赌气不跟他讲话。

老刘拿起网线丝毫没有察觉异样，觍着脸问："今天中饭吃啥？"

我的愤怒瞬间决堤："吃吃吃！就知道个吃！我忙得眼睛都睁不开，你还问吃啥！"

老刘瞧了瞧我："我就问下中饭，你发什么火啊。"

大概看出我睡眠不足、脸色苍白、蓬头垢面，他耐住性子继续说："我今天要早点吃饭，苏妈他们明天就要出发了，我去给她送口罩和护目镜，你看要不要烧点菜带给逗哥？"

他这么一说，我没脾气了。

苏云篯是老刘的同事，老刘泌尿外科，她妇产科，他俩的课题研究方向都是肿瘤免疫，学生们在一起做实验。老刘无论在家还是在医院都是高瞻远瞩、提纲挈领，大部分琐细的实验管理都是苏云篯亲力亲为，学生们都喊她苏妈。其实苏妈年纪比我们小，她儿子逗哥刚上小学三年级，我们两家私交一直不错。

新冠疫情暴发，上海动员组建医疗队驰援武汉，各家医院党委一声令下，老刘在第一时间报了名，然后跑进书房关照我："程蕾蕾，我已经报名了，你就先不要报了。这个病毒非常诡异，据说武汉有医护感染，真不知道后面会怎样，我们得留一个在家陪 Happy。"

国家有难，匹夫有责，各大医院的同事们奋勇争先，报名人数远大于需求。老刘他们医院当晚就公布援鄂医疗队名单，老刘落选，苏妈接到通知明天出发。

知道了遴选结果，老刘跟我都着急了。苏妈恰巧来自湖北武汉，她老公在华为，这几天已经复工了。地球人都知道，华为的男人除了拿钱回家，其余事情都别指望他们。平时还好，苏妈的父母一直在上海帮忙带逗哥，但年前逗哥外婆说要回老家走走亲戚，结果现在疫情这么严重，根本不可能回上海。苏妈要去支援前线，逗哥跟他有哮喘的外公俩人待在家里，这可怎么行？现在钟点工、保姆都没有，外卖也全部停了，这一老一少连吃饭都成问题啊。

昨晚老刘给苏妈打电话，说："要不我跟党委申请，我替你去吧？"苏妈说："那可不行，我好歹是个党员，怎么可以临阵脱逃！再说，我去了武汉也能照应一下我妈，否则她一个人在那里我也不放心。"

最终，老刘打算今天冒险外出，去给苏妈送行。

我想了想，冰箱里还有蹄髈，这就去炖上吧，先给逗哥跟他外公送过去应付两天再说。

洗好蹄髈加上清水，打开煤气灶。我左手拿锅盖去盖上，右手打开手机，第一条微信是黄睿毅妈妈发来的，只有五个字：他前天走了。

我愣愣地站着，双手发抖，"哐当"一声，锅盖掉到了地上。

老刘闻声跑进厨房，看了看地上的锅盖，又看了看我："怎么了？"

我把手机递给老刘。

老刘看了一眼，低下头长叹了一声。

作为一名心血管医生和一名泌尿系统肿瘤医生，在我们看来，睿毅爸爸的病故不是意外。他的病情反复数年，确实很重。但他身处医学昌明的上海，即便无法治愈疾病，按照我们之前对睿毅爸爸病情的了解，原本也应该可以再拖延一点时间的……这也太突然了。

我的心一点一点揪起来。命运就是这么残忍，它可以随心所欲拿走任何东西。中年丧夫，对于人生是多么沉重的打击。在现在这种特殊的时间点，睿毅妈妈一个女人拖着一个尚未成年的男孩，可怎么面对丈夫的死亡？实在难以想象，从前天到今天，她带着睿毅是怎么度过的……

我慢慢伸出手指，拨通了睿毅妈妈的电话。

铃声响了几下，电话接通了。睿毅妈妈的声音平静到令人惊诧。她思路清晰地按照时间顺序对我说，过年前，睿毅爸爸的眼睛出了问题，不是看不见，也不是看不清，而是看什么东西都有重影。就在前几天，她给我打电话说睿毅爸爸想来我们医院住院的那天半夜，睿毅爸爸垫了两个枕头也睡不下去，不停地剧烈咳嗽。到早晨太阳升起的时候，被褥已经被他咳出的鲜血浸湿了。

睿毅和妈妈哭着一起帮爸爸换了干净的垫单被褥，睿毅妈妈决定拨打 120，不管哪家医院，只要能接收睿毅爸爸，他们就去哪里！

但是，睿毅爸爸用仅剩的一丝气息制止了她，示意她把耳朵贴在他的嘴边，用非常虚弱但是异常坚决的声音说："不要去医院……武汉已经封城，上海也有感染患者，现在医院是最危险的地方……我已经不行了，现在送我去哪里都没办法了，难道你觉得我还有救吗？别去医院……你跟睿毅都不能去医院，你一定要好好的，我儿子也一定要好好的……"

从睿毅妈妈嘴里吐出的每一个字，都像荆棘一般坚硬而锐利。

新冠病毒的危害不仅表现为传染性强，它还像一只狞恶的蝴蝶，扇动着翅膀，扰乱了整个社会秩序和医疗秩序。

抗癌神药治了病却伤了心

虽然结局早已预料，但我还是懊恼不已。

特殊时期，又值春节，全国各级医院不同程度停诊，但是，人们不会因为疫情而不生病啊，微医平台第一时间号召全国医务人员线上义诊，我跟老刘责无旁贷，立即报名。网站滚动发送来自四面八方的病患求助信息，全国各地不同专科的同道各尽所能，尽心尽职地提供在线医疗救助服务。

这天，我正在线回复患者咨询，忙得手忙脚乱，突然接到了睿毅妈妈的电话。

睿毅妈妈说，睿毅爸爸可能不行了。她斟词酌句地问我："我能送他去你们医院吗？我明白他就这几天的事情了，也明白现在哪怕华佗再世，也无法挽回。他已病了三年多，我知道这个后果不可避免，但现在这一天真的来临，我还是觉得无力承受。Happy 妈妈，我求你能否帮忙安排入院，让他在你们医院离开？我想让他在中国最好的医院离去，这也算是我对他尽到最后的情意……"

我从来没见过睿毅爸爸。只是在 Happy 高一开学军训最后汇报表演的时候，恰巧遇到了睿毅妈妈。还记得那天我看完门诊，慌里慌张打车赶去学校，因为堵车眼看着要迟到，还心情恶劣地跟司机师傅吵了一架。下车的时候距离军训汇报表演只有 10 分钟不到了，我顶着 8 月的烈日一路狂奔到体育馆，到达的时候学生都进场了，穿着一模一样的校服，家长们面对学生坐着，每个班级的家长位置前面有志愿者举着牌子。

我虽然迟到了，但还是想坐在前排，待会儿可以拍照发给老刘看。可是第一排一个空位都没有了。这时候有个妈妈拍了拍我，小声说："喏，进门的地方有折叠椅。"

我赶紧搬了一把折叠椅坐在这个妈妈旁边，一边擦汗一边喝水。

Happy 从小到大，每次我去她的学校都是这么狼狈。看着别的同学妈妈那么从容淡定，我总是羞愧难当。尤其是这位黄睿毅同学的妈妈，她讲话慢慢的，带一点江苏口音，穿着简单合体的棉布裙子，眼神特别好，我还在眯着眼睛找方队中的 Happy 呢，她在我耳边轻轻地说："你看最边上那个小姑娘是你家女儿吗？我觉得脸跟你有点像。"我一看，果然是目不转睛正在踢正步的 Happy。

汇报表演完毕，我加了邻班黄睿毅同学妈妈的微信，又互相留了电话。

一直到整个学期快结束，睿毅妈妈给我的印象一直很佛系。

比如，我对 Happy 住校的自理能力比较担心，第一个周末来不及请假就去接她回家，而睿毅妈妈说："我还在上班呢，睿毅悄悄带了智能手机，平时不开机，周五放学了自己扫码骑小黄车回家。"说完，她还补充了一句，"睿毅很有自制力的，他不会乱玩手机的，他中考我都没送过他，全部他自己弄的。"羡慕得我呀，瞧瞧，这才是成功的妈妈！

又比如，第一次期中考试之后开家长会，我跟老刘如临大敌，双双挤进学校大礼堂，跟睿毅妈妈坐在一起听老师训话，家长会结束，我跟老刘黯然失色，牛娃太多了，我们 Happy 估计能跟上进度就不错了！而睿毅妈妈依然从容淡定，她笑笑说："家长会是家长会，老师还会跟孩子说的，这都已经高中了，我就不掺和了，我待会儿还有事呢，先走啦。"

直到这次期末考试结束，有一天我忽然想起来问睿毅妈妈每门功课年级平均分多少，睿毅妈妈才跟我聊了开来。她说她看了我在朋友圈发的内容，知道我是中山医院的医生，而且还重点关注合并心血管病变的肿瘤患者。她问我："Happy 妈妈，你能不能帮忙看看睿毅爸爸的检查报告？"

我当时一惊，心想不会吧，睿毅爸爸难道生病了？

结果，睿毅爸爸不只生病了，而且是肿瘤，还是晚期。

三年多前，睿毅爸爸莫名其妙总是咳嗽。睿毅妈妈让他去医院看病，他不当回事，还几次提及当年篮球队中锋的英雄往事。过了几个礼拜，发现咳嗽不但次数增多，并且咳得也越来越厉害，他还想拖延，却在公司开会汇报项目的时候突然晕厥倒地。同事们叫了救护车把他送去医院，睿毅妈妈闻讯也赶了过去。

没想到的是，他从此就一直住院了。从这一天开始，惨淡的乌云笼罩了这个家庭。

睿毅爸爸得的是恶性黑色素瘤，那次晕厥入院，肿瘤已经转移到了两肺和脑部。直到完成各项检查，经医生提醒睿毅妈妈才注意到，她老公左脚后跟有个不起眼的黑痣，表面凹凸不平。

"我从来都没想过，那个小小的黑痣，能要人命。"

打那以后，睿毅妈妈疯狂地查询和学习有关黑色素瘤的各种知识。

我们每个人的表皮中都有黑色素细胞，这种细胞能产生黑色素，赋予皮肤颜色，防止皮肤因受到光线辐射受损。但在特定情况下，**这类细胞能发生癌变，表现为黑痣突然出现或迅速长大，色泽不断加深，局部发生疼痛、感染、溃疡或出血。经常受摩擦的手掌、足底和眼部的黑痣以及位于表皮和真皮交界处的黑痣容易恶变。**

这三年，我不知道睿毅妈妈是怎么度过的，她不但要照顾生病的丈夫，还要关心中考的儿子，自己依然坚持上班。不知她有多少次躲在丈夫看不到的地方无声痛哭，但擦干眼泪，生活还要继续。

肿瘤患者的求医之路艰难又心酸，患者和家属都被命运无情地抛弃到汪洋大海中的一叶扁舟之上，随着惊涛骇浪惊慌失措，不知道什么时候才是尽头。

睿毅爸爸尝试了各种治疗，病情进展时好时坏，曾经控制得还不错，但最近一年来转移灶有所恶化。

除了患者身体经受的痛苦、全家人心理承受的煎熬，医疗费用也是沉重的负担。所幸睿毅爸妈既往一直工作努力，也用心理财，手头积蓄派上了大用场。饶是如此，为了给睿毅爸爸治病，睿毅妈妈还是卖掉了他们结婚时购置的旧房子，才得以给睿毅爸爸支付最新最好的抗肿瘤药——免疫检查点抑制剂。

免疫检查点抑制剂是一种新型抗肿瘤药，治疗恶性黑色素瘤有奇效。2016 年，有一则关于美国前总统吉米·卡特的新闻就是关于这种药物。吉米•卡特得了恶性黑色素瘤，并转移到大脑和肝脏，接受免疫检查点抑制剂帕博利珠单抗治疗之后，肿瘤原发灶和转移灶全部神奇地消失了。可以说，**免疫检查点抑制剂这类新型抗肿瘤药，第一次在"治愈"层面上让肿瘤患者看到了曙光。**

近年来，各种免疫检查点抑制剂如 PD-1 抑制剂（如帕博利珠单抗、纳武单抗、特瑞普利单抗）、PD-L1 抑制剂（如阿特珠单抗）和 CTLA-4 抑制剂（如伊匹木单抗）一路高歌猛进，成为治疗多种肿瘤的神药，维系着越来越多肿瘤患者的生命。

采用帕博利珠单抗治疗之后，睿毅爸爸的病情也得到了暂时的缓解，让他看到儿子以优异的成绩进入高中。可惜奇迹没有一直延续，就在睿毅高一开学之后，睿毅爸爸再次被告知病危，这次不仅仅是肿瘤，而且发生了心力衰竭。

"我是看了你发在朋友圈的内容，才知道抗肿瘤药也会损伤心脏。"

睿毅爸爸究竟是以前就有心脏病变没有查清楚呢，还是抗肿瘤药物对心血管造成了致命的打击，已经不得而知了，只知道在睿毅期末考试成绩出来的时候，睿毅爸爸已经病入膏肓，住进家附近的一家临终关怀医院。我这才明白，睿毅妈妈之前跟我说的话没有一句矫情，她确实没有时间也没有精力管睿毅。

放寒假了，住校一个学期的儿子回家，睿毅妈妈看着日益羸弱的丈夫，想着这有可能是他在世的最后一个春节，就把睿毅爸爸从临终关怀医院接回了家，想让他在自己的家里吃上一顿团圆饭，过完年再送他回医院。

可是，人算不如天算，新冠疫情来了。

临终关怀医院不再收治患者入院了。

　　大量胸腔积液，大量心包积液……睿毅爸爸被疾病折磨得骨瘦如柴，他无法平卧，日夜呻吟。睿毅妈妈实在没有办法了，才开口找我。

　　可是，我有什么办法呢？

　　新型冠状病毒如同洪水猛兽，每家医院的重症监护室都在集中力量严防死守，准备背水一战，唯恐疫情波及上海，睿毅爸爸这样的终末期肿瘤患者免疫力极其低下，现在来医院，机会与风险哪个更大，谁也不能保证。

　　我看着手机，冰冷光洁的手机屏幕像一面镜子，镜子里的人跟我一样愁眉苦脸。

　　我实在没有办法启口回复睿毅妈妈。

　　是啊，理智告诉她，木已成舟覆水难收；可是，人是有感情的，夫妻一场，到最后，她希望能让自己的丈夫在医院离世，可是这卑微渺小的愿望，却被一种全新的、未知的、可怕的病毒无情地拒绝、阻拦。

　　睿毅妈妈讲完了，我跟老刘一句话都说不出。

　　沉默了大概两分钟，睿毅妈妈肝胆俱裂地放声大哭出来："我知道这一天终究会来，我原先觉得如果他走了，对他自己和我们都是解脱，可是我还是受不了啊，我实在受不了啊，为什么就没有办法救救他呀?!"

　　我控制不住眼眶红了。

　　老刘扶住我的肩膀，问她有什么需要我们做的。

　　睿毅妈妈抽噎了许久，说："对不起，我实在需要发泄一下……Happy 妈妈，Happy 爸爸，你们是医生，只有你们能担待一些……"

　　她吸了吸鼻子："你们现在是最重要的人，这场疫情能否平息，得

靠你们这些医生和护士。人死不能复生，一切从简都安排好了。不耽搁
了，你们赶紧去忙吧！"

她匆匆挂了电话。

睿毅妈妈的话语久久在我的耳边萦绕。

一股巨大的愤怒和勇气从我的心里倏然升腾，我们必须对病毒反戈
相击，守护一方平安！

不是心梗，却也危在旦夕

手机短信又响，我打开手机上的微医 APP，这是一位 24 岁的小伙子，姓杨，供职于杭州支付宝总部，说起来也巧，他最近被派驻到我院，正在配合我院线上支付的工作。

说起医院付款窗口的超长排队，相信很多人都感同身受。缴费窗口由人工操作，不但耗费时间多、效率相对低下，而且挑战很多病重患者长时间站立等候的耐性。因此，各大医院都不断完善在线支付技术，尽量方便患者和家属，力争做到扫码支付即刻到账。

我院每天常规门诊就诊量接近两万，就算每位患者平均只付款三次，财务往来流水也超级庞大。所以，小杨已经在我院待了半年了。他原本计划忙到小年夜再回杭州，结果，新冠疫情暴发，只能滞留上海，他索性在租住的房子里继续加班。昨晚工作进展顺畅，他凌晨才躺下。可是，没睡三四个小时，被一阵突如其来的胸痛惊醒。

"程医生，我有没有危险啊？需要去医院看病吗？"小伙子心中惴惴不安。是啊，现在来医院，那是冲向暴风眼，但是，万一有问题，独自待在租住屋里也很危险。

我问他有没有血压计，他说没有。

我说："你自己搭搭脉，心跳是多少？"

小杨搞了好一会儿才说搭脉成功，脉率很快，一分钟超过 100 次了。"程医生，我心跳这么快，是不是吓出来的？"聊了几句之后，毕竟年轻，还说得出笑话。

我没搭话。

年轻男性，身高 172 厘米，体重 172 斤，超重；支付宝的 IT 技术男，久坐不动；独自居住，熬夜加班，餐饮乱吃，生活规律肯定一塌糊涂；一年前求职支付宝的时候体检过，所有指标都正常；现在突发胸痛、气短、呼吸不畅、心跳加快，究竟是怎么了？

思考片刻，我说："小杨，你戴好口罩，去我院急诊吧。"

"啊?!"小杨慌张了，"程医生，我难道真有事吗？我还没女朋友呢！"

我心想，你小子现在有点情况不妙，万一被我估准的话，小命都有点问题，还想着女朋友呢。"先去查清楚，面包会有的，女朋友也会有的。"我叮嘱他，"去了急诊，一定要讲清楚你的情况，最起码做心电图、抽血化验心肌标志物和 D- 二聚体！"

"D 啥？"

我说我会把建议以文字发送，好就好在他就租住在小木桥路，距离我院急诊也就三五分钟的路程："你别耽误了，慢慢走过去吧，最好敲门看看隔壁邻居能否帮忙陪一下。哦，还有，万一待会儿你胸痛持续超过 20 分钟而且疼得很厉害，那还是打 120 吧！"

　　我这么一说，小杨更加慌张了："程医生，我有这么严重吗？这才几步路还叫救护车?!我可从小到大都没怎么去过医院，我不会出大事吧？"

　　我说："有任何问题联系我！"

　　小杨告诉我他的身高体重之后，我立即有种直觉，这个小伙子的胸痛不能等闲视之。

　　胸痛是一种非常常见的症状，表现为胸部的疼痛感，引发原因多种多样。一旦胸痛，老百姓首先想到的是心脏病。确实，**各种心血管病变都可能引发胸痛，譬如急性心肌梗死、心肌炎、心包炎、心脏瓣膜病等，不过，胸壁急性皮炎、肋间神经炎、胸膜炎、自发性气胸、食管炎、食管裂孔疝乃至肝脓肿等非心脏病变也会导致胸痛。**

　　在这些疾病中，**最为凶险的当属"臭名昭著"的胸痛三联征：急性心肌梗死、肺动脉栓塞以及主动脉夹层分离。**

　　随着医学科普知识传播以及人们健康意识增强，大家对急性心肌梗死和主动脉夹层分离都有所听闻，但多数人不太了解的是，肺动脉栓塞的发病率近年来在我国也呈逐渐上升趋势。

　　肺动脉栓塞，顾名思义就是血液中的血块，堵住了肺部的动脉。

　　我们知道，正常人体内的血液表现为液体形态，如果出于各种原因譬如肥胖、高龄、吸烟、长时间制动（就是长时间处于静止状态）等，或者凝血功能不太正常，血液就容易凝结成血块。这些血块形成之后，会在血液中随波逐流，当抵达口径较小的血管时，就可能嵌顿堵塞，造成动脉栓塞。

　　这种疾病刚刚被发现的时候，曾被命名为飞机"经济舱综合征"。

长途航空旅行的时候，空间有限、座位狭小，长时间不活动肢体，有些人会在腿部形成血栓，随血液流动堵塞肺部动脉，到下飞机的时候发病，这时候要将患者以坐姿维持原状抬下飞机。因为如果此时变换患者体位，弄不好造成栓子游走，严重者即刻毙命。

所以，**在乘坐长途汽车或者越洋飞行的时候，千万不要一屁股坐下去再也不动弹。汽车停靠加油站的时候，尽量下车走动，呼吸呼吸新鲜空气；飞机上间隔几个小时也应该起身走动晃悠两圈，如果不好意思惊扰周围乘客的话，不妨原地活动下肢，譬如坐在位置上，踮起脚尖，略微抖动膝盖，上下起伏几十次。别小看这么不起眼的动作，它能在很大程度上帮助下肢血液循环流动，防止血栓栓塞。**

以前，肺动脉栓塞在我国发病率相对较低。而近年来，伴随国民经济的改善以及生活方式的演变，动脉栓塞性疾病也逐渐浮出水面，成为各家医院胸痛中心的"常客"。

需要重点提醒的是，**高血压患者、糖尿病患者、口服避孕药者、孕产妇、肿瘤患者、脑中风患者、脊髓损伤患者、重症骨科患者等需要长时间卧床者以及植入起搏器和留置中心静脉导管的患者必须格外当心。**

另外，武汉前线最新的临床观察表明，感染新冠之后，病毒会破坏患者的凝血机制，有一些患者出现多脏器栓塞的情况。所以，血栓栓塞性疾病其实无处不在。

特别需要提醒的是，肺动脉栓塞，是心血管危重急症之一，如不及时抢救，死亡率高达 40%。

支付宝小杨说胸痛、气促，脉率加快到 100 次 / 分以上，我马上意识到他应该到医院进一步排查。

果不其然，他到急诊之后，两次检测 D- 二聚体指标渐次升高。

D- 二聚体是血液中的一个凝血相关指标，发生肺动脉栓塞的患者，该指标升高的概率为 92%～100%。此外，心电图提示小杨窦性心动过速，ST-T 改变，血气氧分压降低。**如要确诊，最方便快捷的方法是肺动脉 CT**。

这不，支付宝小杨的肺动脉 CT 结果出来了，他说："程医生你看看，我到底什么病？"

我一瞅，好家伙，他右下肺动脉远端和右上肺动脉远端都有血栓形成，还好让他及时去医院，如果就这么一个人待在出租屋里，真的不知道会有什么后果！

血栓这玩意儿一旦形成，就好比启动了潘多拉魔盒，如果不及时处理，在血栓的表面还会继续形成血栓，而刚刚形成的新鲜血栓十分柔软娇嫩，在血液的冲刷下，特别容易脱落，在血液的河流中撒着欢横冲直撞，简直就是游走的魔鬼。

血栓栓塞性疾病的原因也是多重的，饮食习惯的改变是其中重要的一条。我们中国人以前饮食习惯以粟米、蔬菜、瓜果为主，这一方面是受传统文化的影响，一方面也是囿于经济条件，没钱天天大鱼大肉。现在生活改善了，炒菜不用算计食用油了，每天无肉不欢了，尤其年青一代喜欢西式餐饮，动辄烤鸡腿、汉堡、可乐、奶昔、炸薯条，食谱的改变与疾病谱的变迁息息相关。在这种背景下，原本少见的血栓栓塞性疾病现在也登上了我国居民常见疾病谱的大舞台。

我迄今记得十多年前的一位患者。

那是一位六十多岁的阿姨，首发症状是左侧小腿突然剧痛，因为她既往有糖尿病，急诊的同事给她化验血液的同时也开了心脏超声检查。

看到她的心脏图像时，我整个人都不好了，因为她的心脏图像实在太诡异了，我从来都没有见过，之前也没有在文献和教科书上注意到过。

人的心脏是个空腔脏器，有四个房间：左心房、左心室、右心房、右心室。位于左心房和右心房之间的那堵墙，就是房间隔。正常人的房间隔在心脏超声仪器的屏幕上，表现为一条细细的条带；而这位阿姨的房间隔条带明显增粗不说，在条带的左右两侧分别漂浮着十余根粗细不均、长短不一、大小不同的絮状物，它们在左右心房的血液中慵懒地漂动着，仿佛是古希腊神话中蛇发女妖美杜莎狰狞恶的头发。

后来证实这是一例左右心房内血栓形成，这些条絮状的血栓都是从房间隔上的一个小孔——卵圆孔发出。

血栓是柔嫩的、脆弱的，在心脏搏动的时候断裂脱落，跟着血流漂流播散，堵塞了下肢的动脉，引发了急性栓塞，因而下肢红肿热痛。

我追踪过她的病史，她起病之前刚从加拿大回上海，确实跟长途飞行有关，但不能算是典型的飞机"经济舱综合征"，因为她的血栓不是首发在常见的下肢静脉，而是从心脏起病，真是太危险了！

经过溶栓抗凝治疗之后，这位阿姨康复出院，临走的时候还专门来找我，送了一盒很好吃的巧克力曲奇。

不过，还有很多血栓栓塞性疾病患者就没有这么幸运了，轻者致残，重者死亡。所以，肺动脉血栓形成是心血管的危急值，一旦发现，必须马上治疗。

我告诉支付宝小杨："病情确实有点重，不过你人已经在医院了，千万稳住别慌，马上就会有医生去找你，将你收治入院。住院之后会立即应用溶栓药物，你发现得早，疗效不会差的！"

小杨如释重负地嚷起来："我真是命大！要不是到线上问了你，我说不定就在出租屋里一脚去了！"

我心一沉，是啊，小杨是确诊能获救了，但就在这个时候，遍布全国，无法预料还有多少凶险的急性心肌梗死、主动脉夹层分离以及肺栓塞的患者正在发病，他们如果不能顺利地前往医院抢救，很可能在担心害怕和犹豫中死于非命。

还有像睿毅爸爸那样的肿瘤患者，他们当中的一部分也会发生心血管意外。

所以，我们医生除了奔赴前线，除了线上义诊，还应当做更多有价值的事情——我们正在紧锣密鼓筹划的"肿瘤患者心脏毒性在线评估小程序"得赶紧上马！

红灯停绿灯行，黄灯亮了要小心

在老百姓的概念中，心脏病是心脏病，肿瘤是肿瘤。殊不知，这两类疾病之间存在着千丝万缕的联系。

首先，现有研究已经证明，**各种抗肿瘤治疗手段如传统的化疗、放疗、靶向治疗、免疫治疗以及激素治疗等，都会或多或少直接或间接损伤心肌**，如果不加注意，这些患者很可能控制住肿瘤病情进展之后，却发生各种各样的心血管并发症，轻则胸闷、气短，重则心功能减退，个别甚至会引发心源性猝死。

其次，随着人均寿命不断延长，很多恶性肿瘤患者起病前已经得了心脏病，譬如冠心病装过冠状动脉支架、因心房颤动正在服用抗凝药、房室传导阻滞植入了起搏器、合并有多年高血压等，而抗肿瘤药物与不同的心脏病用药之间存在着各种协同或者拮抗效应。

而且，**恶性肿瘤患者血液处于高凝状态，他们即便以前没有得过心脏病，得了肿瘤之后其心血管病变的发生率也显著高于一般人群。**

这部分患者在控制肿瘤的同时，还需要对心功能格外关注。

肿瘤心脏病学是一门基于上述原因近年来在世界范围内兴起的新兴交叉学科，概言之，就是从预防、检测、治疗和随访等不同角度关注肿瘤患者心血管健康的分支。

我们复旦大学附属中山医院自从 2018 年 4 月在华东地区成立第一个肿瘤心脏病学多学科联合门诊以来，一直在这个领域深耕细作，积累了一定的临床诊治经验，并有了一些科学研究发现。

鉴于我国肿瘤患者数量众多，学界认为，大概每年新确诊 300 万～380 万"新发肿瘤患者"，现存的"已确诊且生存中的肿瘤患者"在 1 800 万～2 200 万。这些顽强生存的肿瘤患者都有心血管病变的隐患，为此，我们积极开动脑筋，想借助现代科技，提供更多的帮助。

我们计划给肿瘤患者打造一种能够简便评估心脏病变的手机小程序，让肿瘤患者即便不到心内科就诊，也能半定量评判心功能情况，而不至于因为出现胸闷、心悸、心慌等情况惶恐不安。这就好比在学生考完试之后，给出"优、良、中、差"的评估等级，虽然看不到具体分数，对学习效果也是一种客观总结。

这个小程序操作比较简单，只要输入患者的不适感觉、心电图以及一些血液和影像学检测结果，就能给出"红""黄""绿"三种结果。

也就是仿照交通指示灯，以最直观的方式告知患者，其心血管病变处于什么程度。

绿灯行，红灯停，黄灯亮了要小心。

如果结果为绿色，则表明目前暂无心脏危险性；结果为红色，则建议肿瘤患者暂停使用对心脏有毒性的抗肿瘤药物，在严密防护的情况下，尽快到心血管专科就诊；结果为黄色，则表明心脏虽然有问题但不严重，可以继续使用目前抗肿瘤治疗方案，但最好近期到心脏科医生那里进一步诊治。

这样简单的分层，看似不起眼，但能帮助患者和家属了解病情严重程度，提醒严重者及时就诊，也能缓解轻症患者的焦虑和惶恐，起到足不出户、分诊引流的效果。

抗肿瘤方式各不相同，每类药物对心脏的影响也不一样，譬如**蒽环类药物主要引发心功能减退，紫杉类则会影响心脏传导系统，而环磷酰胺容易诱发心包积液**；与此同时，肿瘤患者既往的心血管疾病基础也大相径庭，譬如有些合并高血压，有些伴有心肌缺血。我们对这些情况综合分析归纳之后，设计了一系列 9 个小程序，首先付诸实施的其中之一就是"免疫检查点抑制剂心脏毒性在线评估小程序"，因为免疫检查点抑制剂诱发的免疫性心肌炎起病快、病情重、预后差，可在短期内导致死亡，采用这类药物治疗的肿瘤患者需要格外注意。

可为啥抗肿瘤神药会引起心脏的不良反应呢？

话得从头说起——免疫检查点抑制剂能从病变源头治愈肿瘤，依靠的是激发人体免疫系统的抗肿瘤能力。

每个人体内有 40 万亿～60 万亿个细胞。细胞有细胞膜、细胞质和细胞核，好比一只只小皮球。每个皮球的表面，长着很多不同颜色的插座。而人体内的各种激素、蛋白质，好比五颜六色的插头，当这些插头与同一颜色的插座结合时，就能打开小皮球表面的一扇扇小门。这些小门敞开之后，一些特定的物质就能在细胞内外进行流动交换，决定细胞特定生理功能的路径就此开始发挥效应——这就是细胞信号系统。

不过，对于恶性肿瘤患者，除了人体自身的激素、蛋白质等之外，肿瘤细胞也会分泌一些物质，模仿成不同颜色的插头，一旦跟细胞上的对应插座结合，同样能够启动或者封闭插座对应的小门，抢夺身体的新陈代谢调控大权，继而胡作非为，肆意操控，造成恶性肿瘤浸润进展。

而免疫检查点抑制剂，就好比我们装修房子时用的塑料安全插头，插入对应颜色的插座之后，就将这个插座封闭了，让肿瘤细胞分泌物无机可乘，从而限制肿瘤扩散。

肿瘤细胞的可怕在于恶性增殖，一旦切断其繁衍途径，原有的肿瘤细胞也会随着时间凋零。免疫检查点抑制剂遏制肿瘤大致就是基于这样的原理，从分子层面进行调整，因而能够获得令人惊喜的治疗效果。

但是，对于某些肿瘤患者，当免疫检查点抑制剂这些塑料安全插头封闭插座的时候，不但把对应颜色的给封了，还把同色系插座也给封闭了。就好比应该封闭所有大红色插座，但一不小心把棕红色和玫红色的也给封掉了，这样就造成一些必不可少的线路怠工，继而引发一系列病症。

因此，对于采用免疫检查点抑制剂治疗的患者，我们最担心的就是出现免疫性不良反应。最常见的是肠炎、肺炎、肝炎、甲状腺炎等，心肌炎和垂体炎相对少见，但会造成致命性后果。

正是由于这些凶险的不良反应，很多应该采用免疫检查点抑制剂治疗的患者望而生畏、犹豫不决。

随着 2020 年免疫检查点抑制剂正式纳入我国国家医保目录，这类药物广泛铺开应用是必然趋势。虽然免疫性心肌炎可能酿成大祸，但如果早期进行筛查，大部分不良反应还是可以被及时发现的。

可惜，新冠疫情来了，睿毅爸爸没等得及。

根据睿毅妈妈的阐述，睿毅爸爸**起病时胸闷、胸痛、疲乏无力，尤其是眼皮下垂，眼睛睁不开，看东西出现复视，就是视野里不管什么都**

有重影,这都是典型的免疫性心肌炎、肌炎和垂体炎的临床表现。

免疫性心肌炎和垂体炎进展迅猛,即便睿毅妈妈找我那天并没有发生疫情,我及时将他收治入院,也没有把握一定能够控制。但是,做不到和没有做,患者家属的感受,绝对是天差地远。

免疫性心肌炎虽然发病率不高,**但如果肿瘤患者在采用免疫检查点抑制剂治疗的同时,合并接受化疗、放疗、靶向治疗等,心肌炎的发病率有可能达到 1%~3%**,而且,这个比例很可能还被低估了。

鉴于肿瘤患者巨大的人口基数,我们这个小程序必须与时间赛跑。小程序的本质是一张评估量表,量表的细则我们前面已经商讨得差不多了,不过还有两项的设置没有最后确认,我得赶紧联系博文,听听她的意见。

医生看病,不能只看到器官组织的病变,医生的眼睛,必须看到一个个活生生的人。不能像工厂流水线那样处置他们的疾病,同时一定要小心兼顾他们的心路历程。

恶性肿瘤患者大多合并焦虑、抑郁等不同程度的心理疾患,这些心灵上的阴影,也会反过来导致躯体上的病情恶化。

以抑郁症为例,抑郁不仅会严重影响患者的食欲和睡眠,导致机体免疫功能降低,加重已有的疼痛,还会使患者陷入持久的痛苦之中,不愿意配合治疗,缺乏战胜疾病的信心或对疾病预后产生悲观想法。

同时,从病理角度来看,抑郁情绪将导致机体神经、内分泌功能发生紊乱,从而破坏体内环境的平衡,使被抑制的肿瘤细胞再度处于活跃状态。抑郁症患者血液中的 T 淋巴细胞数量明显减少,免疫功能下降。而长期研究显示,**抑郁可使肿瘤患者的生存率降低 20%**。

所以,去年年底,我和同事们动脑筋着手开始研发小程序,制订小程序量表的同时也纳入了心理学参数。这部分内容，我请大学同班同学许博文进行专业把关。只是不知道她这会儿忙好了没有。

想起博文，一股热流涌上我的心头。

许博文是我大学室友。她毕业的时候，去了南京鼓楼医院做神经内科医生。后来，她爱的小龙走了，她也没了留在南京的理由，重新考研回到上海市精神卫生中心，一直耕耘到现在。

这些年来，她在精神卫生领域成长为国内知名专家，尤其在抑郁症等精神疾病的诊治方面颇有建树，深受病患的信任和依赖。

她现在也在武汉。

武汉疫情前途未卜，无论普通老百姓还是管理人员，无论患者家属还是医生护士，在那座城市中，所有人都处于前所未有的高压紧张中，神秘的宛平南路 600 号（上海市精神卫生中心）紧随重症医学科、呼吸科、心血管科医生之后驰援一线，确实非常必要。三天前，博文他们医院集结了一支 6 人小分队，身穿红色外套，身后扯着鲜红的旗帜，上书"上海精神卫生战士出征武汉"！

博文这样的心理科专家支援武汉，一定会给一线工作人员解压，帮助他们处理急性心理应激和保障疫情阶段心理的平稳过渡，她是那么出色的一位"心灵守护者"，尽管她自己曾经被命运冲撞得千疮百孔。

算起来，她跟小龙的事情，已经过去 20 年了。

那时候，我们谁也没有预想到，那么匪夷所思的变故会发生在她身上。

小感冒，大别离

　　许博文是个江西姑娘。小龙是她高中校友，也考上了医学院，在南京。

　　或许是中学时期的铺垫，或许是选择同一专业的默契，或许是上天注定的缘分，反正她在宿舍跟我们信誓旦旦说，毕业之后要去南京投奔小龙。

　　大四那年劳动节，我和老刘跟博文约好，一起去南京玩耍。

　　原本也喊了同宿舍的马杉杉，但小马说她家里有事，不跟我们一起去了。

　　结果，事情就坏在了小马身上。

　　因为第二天要搭乘火车去南京，那天下课我没去食堂吃饭，先回寝室整理东西。那时候为了互相不干扰，也为了营造属于自己的一点小小空间，我们的床铺在蚊帐之外都另外拉了一道布帘子。我钻进我的床帘，在上铺收拾衣服，这时听到小马也回来了。我没管她，继续叠衣服，忽然发现小马不是一个人！

我马上停止手上的动作，从床帘缝隙中往外看，好家伙，小马大概以为这个点没人在宿舍，居然带了一个男生回来了！

床帘的缝隙很小，我又不想弄出声响惊动他们，就使劲盯着那道细细的缝隙。

从床帘的小缝里看不清那个男生的脸，不过他表现得很殷勤，帮小马拿这个递那个，俩人还在嘀嘀咕咕说着上海话，语速很快，时不时笑出声来，明显十分熟悉亲密。

我心想，小马真是人不可貌相啊，这个学期开学的时候，她还噘着嘴说我跟博文都有男朋友，只有她会孤身一人大学毕业，这还没到五一节，她就遇到真命天子了？

我从床帘缝隙中偷看着他俩，眼看着小马整理得差不多了，万一他俩离开我还没看到那个男生的脸，我可怎么跟博文交代！

我心里这么想着，就很积极地靠近床帘，一不小心，身体一歪，差点从上铺一个倒栽葱摔下去！还好有床帘阻挡，但也忍不住发出一声惊叫，同时蹬脚一撑，死死抵在床框上，才没发生意外！

小马俩人先是惊诧房间里另外有人，接着被我的惊险动作吓得说不出话来。

而我，居然在如此危险惊恐的状态下，也没忘记去盯那个男生的脸，哎哟喂，他不就是隔壁华山班的大马同学吗！他们上海本地同学放假前一天当然不会留在食堂吃饭，有的是好去处呢。不过，小马太不地道了，暗戳戳跟大马好上了，还骗我跟博文说家里有事不去南京！

当天晚饭的时候，我十分得意地跟博文还有老刘揭穿了小马跟大马的事儿，博文使劲用勺子敲了一下饭盆，哈哈大笑着说："这个小马，看我们从南京回来还不让她坦白从宽。"而老刘（当年是小刘同学）则皱起眉头担心地问我："你的脚明天能去南京吗？"

我为了偷窥小马和大马发生险情，用力蹬脚才没发生事故，不过也伤了元气，下床之后，总觉得走路的时候右脚很痛，只能一颠一颠地去食堂。

但是我觉得应该没有大碍。这次出行我们事先计划了很久，小龙在南京大学医学院，放假大家都出去玩，他给联系了空宿舍，我跟博文住他们班女生寝室，老刘挤他自己宿舍，当年我们上大学的时候多穷啊，这次去南京旅游不用花一分钱住宿费，还有免费的地陪，不蹭白不蹭！

再说了，博文一直说起她的男朋友小龙这个好那个也好，我当然也要去看看他究竟是何方神圣。

那时候我们已经进入临床实习，小龙所在的南京鼓楼医院是国内知名的大医院，我想着这次去的时候，顺便参观一下。

结果我去了之后确实参观了一番，不但是参观，还进行了亲身考察。

第二天早上，我、老刘还有博文乘坐104路公交车赶到上海火车站。老刘和博文体恤我脚受伤了，他俩拿着行李，我啥也不提，还是觉得右脚很疼，令人烦心的是，在火车上，脚痛不但没有缓解，而且愈演愈烈，到达南京站下车的时候，右脚一沾地就痛得我哇哇乱叫。

这下三个人都傻眼了，老刘跟博文一商量，哪儿也别溜达了，直接上南京鼓楼医院吧。老刘拦了一辆出租车，我们三人直奔医院。

话说我的脚也蛮奇怪的，只要不沾地，就一点事也没有，我上了出租车看着外面的风景，心情居然很不错，一路点评过去，老刘和博文看着我直摇头。

但下了出租车，我还是寸步难行，老刘把我背到急诊候诊区，博文赶紧去找小龙。小龙确实十分能干，他跟博文步履匆匆到急诊候诊区接我们的时候，居然推着一张推床，对，就是医院里面的那种下面带四个轮子的移动床。扶我坐上了推床，他们仨护送我去放射科拍片。

现在回想起来，当年我在鼓楼医院真是一道风景，坐在推床上器宇轩昂，另有三人前呼后拥，一路走还一路嘻嘻哈哈的。拍片子结果很快就出来了，我的右脚第二跖骨骨裂了！

这就是我人生第一次造访南京的经历，啥也没玩成，在鼓楼医院打了个石膏原路返回，留下博文跟小龙卿卿我我。

那次只是跟小龙短暂接触，但我觉得博文的眼光相当不错，小龙是个朴实沉稳的男生，五官端正，英气逼人，跟博文站在一起，绝对一双璧人。难怪博文铁了心毕业之后去南京。

博文是我们班的学霸，大学毕业的时候，南京鼓楼医院看了她优异的简历，当即录用。

我们当时以为，博文跟她的小龙从此天长地久、携手白头。

谁知道造化弄人，世事无常，此生成殇。

博文跟小龙家庭条件都不算很好，他俩准备结婚时家里也没法给到经济方面的支持，他俩就先在医院附近租了两居室。

虽然是出租屋，博文也不肯马虎，把房间里的家具擦了又擦，她添置了一些温馨的摆设品，还专门写信告知我和小马。

那时候我们都是住院医生，日夜倒班非常忙。我跟小马凑份子买了一套精美的床上用品，寄给博文和小龙当结婚贺礼。那是一套红色绣花四件套，颜色喜庆，款式简洁大方，一点都不俗气，是我跟小马去徐家汇兜了半天才选中的。

虽然没什么钱，博文和小龙还是去拍了婚纱照，特意冲印了两张寄给我和小马。她在信中说，一切都准备好了，家长们也协商了良辰吉日，他们在南京领结婚证，然后回江西老家举办婚礼。

可是，小龙没有等到在法律上成为博文的新郎。

就在他们计划领证的前一周，小龙得了重感冒。生病的时候，两人都没太在意。感冒太稀松平常了，甚至都不能算一种病。小龙虽然有些发热，还是继续值夜班。第二天出了夜班接着上手术。忙到下午下了手术台，觉得人非常非常疲乏，连跟博文一起吃饭的力气都没有了。博文很是担心，让他赶紧回宿舍睡觉。

没想到的是，那是博文最后一次见到小龙。

那天晚上，博文继续布置新房，弄得太晚了就没回宿舍，第二天睡眼惺忪地去上班，同事看到她十分吃惊，说："小龙在急诊室抢救你不知道吗？"

博文无法相信，撒开腿跑去急诊，小龙已经撒手人寰。

原来，小龙前一天晚上在宿舍突发晕厥，口吐粉红色泡沫样痰，舍友马上将他送到急诊，他被诊断为急性心力衰竭，立即对症治疗。20多年前，我们抢救暴发性心肌炎的手段相当有限，同事们只能眼睁睁地看着小龙的心电监护仪逐渐变成一条直线……

直至近年，我们才对暴发性心肌炎有了深入的认识。

这种病毒引发的心肌炎症病情发展极其迅速，发病后患者很快出现心肌收缩障碍以及严重的心律失常，并可伴有呼吸衰竭和肝衰竭，早期病死率极高，是导致儿童和青壮年心源性猝死的主要原因。

令人惋惜的是，**这种心肌炎的早期症状和普通感冒很类似，很难引起警觉，有些人还会继续进行体育锻炼或者像小龙那样加班加点，当出**

现心脏不适或者突然晕倒时，已经来不及了。

暴发性心肌炎的病因，一方面是病原体对心肌的直接损伤，另一方面是机体对病毒产生的细胞免疫反应和体液免疫反应，浸润的炎症细胞和组织细胞瀑布式释放出的大量细胞因子和炎症介质，对心肌造成明显损害。这种模式，跟现在新冠病毒感染引发的心肌炎症病变相当类似，也都跟病毒感染有关。导致暴发性心肌炎的病原体主要是病毒，比如柯萨奇病毒、腺病毒、流感病毒、EB 病毒等。

对于暴发性心肌炎，一定要及早诊治，一旦延误时机就可能回天无力。

当年的小龙，一个好端端的小伙子，就这样被病毒掠去了年轻的生命。

因为起病急骤，那时候也没有手机，同事们通知不到博文。待到博文第二天看到小龙的时候，曾经的爱侣已与她阴阳相隔。

博文当场差点疯了。她起先没有落泪，呆呆站立许久之后，忽然开始号叫着啃噬自己的手指，她想用痛楚的感觉来麻痹自己，让自己相信这一切都不是真的。同事们拉开她的时候，她的手被咬到看得见森森指骨。

等到她神志恢复，终于能够承认一切无可挽回的时候，她变成了另外一个人。

我跟小马因为忙，一开始没打算参加博文的婚礼。

但当变故发生后，我们不约而同踏上了去南京的列车。

尽管早有思想准备，但看到形销骨立的博文，我们还是默默落泪了。

那时候我们还年轻，无法接受一个活生生的熟人死去。这是一种非常离奇诡异的感觉，就是你知道这个人的存在，他有具体的笑容和嗓音，但是他现在消失了，好像毛笔蘸水在报纸上写的字，昨天还历历在目，有锋芒、有意义、有感情，今天却像青烟一样散去。

更何况，是博文那么倾心爱恋的人。

博文以前是个爱笑爱闹的女生。我还记得有一次我们搭乘 49 路公交车去人民广场，车上人很多，但我们有座位。有一个面目模糊、戴着鸭舌帽的男人，从车厢后面挤到我们旁边，过了几分钟，对着我们拉开了裤子拉链，更恶心的是，居然还点了点博文的肩膀，示意她朝他看。

但没想到的是，博文转过去，认真看了看那个鸭舌帽男人的生殖器，扭头大声对我说："蕾蕾，快点看这个包茎，太典型了吧！"

她的声音又响又脆，引得所有乘客都看过来。那个鸭舌帽男人无地自容，手忙脚乱拉裤裆拉链的时候，夹住了自己的阴茎，龇牙咧嘴发出惨叫，车到了下一站，像躲避魔鬼一样蹿出了车厢。身后，是以博文为首的全体乘客雷鸣般的哄笑声。

小龙的离去带走了博文的魂魄。两年后她考研重新出现在我们的面前，但以前那个博文已经不复存在。

重生的博文依然聪明能干，但我知道，她心中那道疤痕永远不会痊愈。

我们隔一段时间也会聚会吃饭，但大家都小心翼翼绕开所有关于小龙的话题，尽管她是精神卫生专家，对心理的洞察比我们任何人都深刻明晰。

事实证明，她远比我们强大。

新冠疫情暴发伊始，她在第一时间报名驰援武汉，"我知道痛失亲人的创伤有多大，我应该去那里"。

虽万千病毒，吾往矣

我从心底里敬佩博文，同时也非常担心她的安危。自从她出发去武汉，我几乎每天都跟她保持密切的联系。博文也陆陆续续从前线传来最真实的消息——

从虹桥机场出征时，送行的领导和同事拉着大红横幅，称我们为"逆行英雄"。但实际上，我们更愿意将自己比喻为"白细胞"。病毒入侵机体后，局部炎症因子释放，淋巴免疫细胞会被招募动员，主动迁移到炎症部位，封杀病毒。在这场疫情中，我们医务人员就是一个个白细胞，奔赴前线，义不容辞。

"疫情之下，没有旁观者。"话虽如此，但出发之前的那天晚上，我不由自主想到了生死问题。这是我人生47年来第一次认真思考如此严肃的终极性问题。

出发那天，我情不自禁狠狠地看着朝夕相处的伙伴们，狠狠地看着医院每一幢楼，狠狠地看着大巴车驶出我每天经过的又"斜"又"土"

的斜土路，告诉自己要记住医院的样子、上海的样子，因为这是我的家的样子。

飞机在武汉上空下降时，领队广播通知，命令所有人取下医用口罩，换上防护等级最高的 N95 口罩。告知大家一定要注意手卫生，不要随便乱摸武汉机场、机场大巴的扶手、玻璃窗等设备。

接机大巴经过长江大桥，遥望黄鹤楼，有人在轻声说："那是黄鹤楼吧。"语音落下，却没有人回应，没有任何感叹和呼应，车内仍然是可怕的寂静，除了几声压抑的咳嗽。

窗外的世界也是一片沉寂，这个千万人口彻夜不眠的繁华都市，没有行人，没有车辆，只有几栋大厦上霓虹灯闪烁着火红的标语："武汉加油！中国必胜！"

下车的时候，大巴司机说："你们好伟大啊，出发时都不知道能不能活着回去。"的确，真是这么回事。

到达鲁光酒店后，空调一律停用，后半夜所有队员蜷缩在薄薄的被窝中瑟瑟发抖。

武汉的第一个夜晚，恐惧外加寒冷，很多人都彻夜未眠。

我也是。

想到这里，我下意识看了看手机，今天一早，我给博文发了信息，请她看下最新的修订方案。博文没有回复我的消息，肯定还在忙碌。

武汉，武汉，你究竟怎么了？

如果局面不能改观，势必还要采取更加强有力的措施，还会动员全国更多的医务人员奔赴一线。如果真的发展到那一步，我跟老刘也会当仁不让挺身而出，再大的困难也要迎头而上。只是，如此一来，谁来管

Happy 呢？我多么希望这一切不会影响到她！

我心里正担心烦躁呢，Happy 把书房门推开一条缝。

"爸爸把你的网连好没？"我问。

"好了，这下好了。"Happy 说，"老妈，我有点饿了，几点吃饭？"

老刘问中午吃啥，我一言不合把他骂回去，我女儿可饿不得。我三步并作两步蹿进厨房，用筷子戳了戳蹄髈，还不够酥烂。

我弯腰从厨房小桌子下面掏出几棵囤积的青菜，心痛地剥去外面的黄叶子。元宵节还没过，往年这个时间是家家户户各种食物储备最丰富的时候，而现在，就这蔫巴巴的青菜也没剩多少了。昨天我轮番把京东到家、每日优鲜、盒马等平台看了个遍，但凡绿叶蔬菜全部售罄，待会儿忙好了，还要再搜一遍，荤菜冰箱里还有储备，小孩不吃蔬菜可不行！

一通洗切烧，厨房被我弄得热气腾腾，窗户被水汽蒸得白花花的。

吃完饭，老刘把家里的口罩全部整理出来，我把酥烂鲜香的红烧蹄髈用搪瓷锅装好，自打年三十之后没出过门的老刘，提着大包小包英勇出发去苏妈家了。

他回来后，立即洗手，把脱下来的口罩反面折叠，扔进垃圾桶，脸色看上去不太乐观。

我迎上去说："苏妈家里怎样？蹄髈给逗哥吃上了吧？"

老刘一屁股坐在沙发上，说苏妈去医院了，紧急通知明天医疗队就要出发，她先赶去医院把病房的事情安排一下，蹄髈和口罩已经给逗哥外公了。

"哦，"我说，"逗哥咋样？妈妈明天要去武汉，他会不会哭啊？"

老刘苦笑着摇摇头："他知道个啥！还高兴得不行，说他妈马上走了，再没人管他写作业了。"

老刘说完，我俩都沉默了。

宁为太平犬，不做乱世人。在八岁逗哥的世界里，他能想到的就是妈妈不在家，他调皮捣蛋没人骂他了，用 iPad 玩游戏没人管了。

可怜又可爱的孩子啊，他怎么能够想象，前方迎接他妈妈的是被未知病毒伤害的病患，他妈妈是冒着生命危险深入虎穴去拯救生命啊。

接着我跟老刘商量了几句，我们打算隔三岔五给逗哥送去吃的，还有，待会儿联系一下苏妈老公，这疫情排山倒海，就算是"华为"应该也知道利害关系了吧，如果逗哥爸爸能在家办公，不管怎么说，也能解决一点问题，总比有哮喘的外公在家看着个八岁的孩子强些。

我俩絮絮叨叨又讲了几句，然后各自到房间处理事务。

第二天依然很忙，快中午的时候，我刚想休息一下，老刘破门而入："程蕾蕾，苏妈他们不去了！"

"啥？"难道苏妈他们这一批医生护士不去支援武汉了？我心想这怎么可能呢？

老刘也是刚得着消息。原来，今天一早上海仁济医院、上海市第一人民医院、上海市第六人民医院和上海市东方医院几支队伍会合，穿上迷彩服军装开了慷慨激昂的誓师大会，会议结束集结出发的时候，武汉方面传来紧急通知，由于全国各地驰援武汉，再加上疫情尚未得到控制，各方各面的管理还在完善，所以，今天暂时无法安排上海医疗队的食宿，请暂缓出行！

我跟老刘忍不住笑了，想象着苏妈背着行囊一早泪别逗哥，现在又回家了，逗哥打开门看到老妈的吃惊情形。

我一边笑一边埋怨老刘："你看看你，把我们家的口罩都送给苏妈了，现在家里只有 10 个口罩了！"老刘则很不服气，让我别小家子气："谁知道他们都誓师了还打道回府呀！"

笑完之后，我们说不出话了。你看看我，我看看你。

武汉，现在是忙乱到什么程度了?! 疫情，是进展到什么地步了?! 这么大的一件事无法周全安排，现在的武汉，该有多难。

苏妈回家陪逗哥多睡了一个晚上，第二天一早还是出发了。疫情仍旧严峻，武汉亟待支援。

到达虹桥机场的苏妈跟我和老刘视频电话了几分钟，我们心中不忍，关照她一定要多加小心，那里有很多患者，也有很多病毒，我们从业以来，面临的是救死扶伤、治病救人，但从来没有像现在这个时刻，在努力工作的同时，自己也可能被传染。

我回想博文跟我说起的，武汉当地有一部分重症患者就是我们的同道，他们在一线奋不顾身，白天黑夜马不停蹄，在寒冷、饥饿、疲劳和极度紧张下，新冠病毒乘虚而入，摧毁了他们的免疫防线，将他们的身份从医生转变成了患者。

"一定要多喝水，饭别管好不好吃顿顿都要吃饱！"其实我知道自己讲的这些话也没啥意义，但这些叮嘱就是忍不住脱口而出。

苏妈面带微笑："放心，我一定会平安回来的！"

苏妈转身离去的时候，不知道眼中有没有噙着泪水，反正我跟老刘都哽咽了。

苏妈，还有其他前赴武汉的勇士，从来没觉得自己是英雄。在灾难面前，他们也跟平时一样，说一样的话，做一样的事，但就是这些普普通通、平平凡凡的医生和护士，构筑成为抵御重疾席卷的血肉长城。

虽万千病毒，吾往矣！

中风之后变成文盲？

晚饭之后，我在网页上搜寻新冠疫情每日播报。

截至 2020 年 2 月 1 日 20：00，全国共有新冠病毒感染确诊病例 11 889 例，疑似病例 17 988 例，死亡 259 例，治愈 270 例。感染人数还在增长。

我叹了口气，拨通我院大数据中心王焱的电话。

根据博文给我发来的修订建议，小程序量表还需要进一步完善，接下去我要跟王焱对接。

王焱来我院工作三年了，按照他的计划，就在最近可能想另外找个薪水更高的工作。但看现在这种形势，疫情势必影响各行各业就业情况，他的打算可能要落空了，至少在最近一段时间。

我第一次见到王焱的时候，正好看到了他的笑话。

医院有很多部门，除了各种临床专科，譬如心内科、消化科、普外科、超声科之外，也有不少配套行政管理和服务部门。最近几年，我院增设了"大数据管理中心"，通过采集、归纳大数据，我们能够更加有效地发掘各种疾病信息。

那一次，我跑去大数据管理中心的时候，一群年轻人围着一个新来的小伙子大呼小叫："王焱，你小时候念书得有多厉害呀，才能申请到 MIT！哎呀，你一个麻省理工毕业的，怎么会来我们医院搞大数据呀？"

只见那个小伙子涨红了脸："我不是那个美国的 MIT，我是去西班牙读书的……"

打那之后，MIT 成为王焱的一个梗。他硕士是在西班牙读的，马德里理工大学（Madrid Institute of Technology），简称 MIT，这所大学的人工智能专业在世界上名列前茅，但对于我们医科来说，我们只知道麻省理工学院叫 MIT（Massachusetts Institute of Technology）。

不过，不管是此 MIT，还是彼 MIT，王焱都是位好青年，长得也不错，面目清朗，中等身材，一口标准的普通话略带东北口音，讲话每个词组都发音准确，带着北方人那种特有的慢慢的语速。他做事特别认真靠谱，对于这个小程序的开发，他不是完成任务就行，还积极开动脑筋想办法优化。

譬如，王焱问我："程老师，小程序的检测数值，应该不能局限于使用者手动输入吧？"

我说："啥意思？不就是让实际应用的人把这些参数给填进去吗？"

"我觉得吭，"王焱慢条斯理地说，"程老师，我们现在是打造框架，得事先把现在能做到的和今后需要的，都给列出来，比如，小程序的数据是可以手动输入的，也应该可以智能识别，吭。"

因为频繁跟王焱打交道，我对他那辽宁大连风味的"吭吭"已经比较熟悉，这是他们的一种特有的语气助词，一讲到激动或者精彩的地方，他那"吭"就会不知不觉冒出来。

我学他的口气："怎么个智能识别呢吭？"

"吭，程老师，你不是说，现在肿瘤患者的心脏毒性其实是心血管医生一头热，很多肿瘤科医生其实并不是很重视，所以，我们做小程序，要尽量简便好操作，我就想啊，能否拍照自动提取关键指标呢？"

哎呀，我怎么没想到呢？这个主意真是太好了！对呀，医学术语生涩难懂，别说患者和家属了，就算是不同医学专科，相互之间也很难做到知晓熟悉。譬如，我们希望肿瘤患者检测的肌钙蛋白、脑钠肽，这些确实专业性太强了，而且，还有心血管领域的各种亚专科的药品，在手机上摁字的确费时费力，如果能拍照上传，那简直就是维度提升呀！

王焱的话让我激动万分："对对对，我们就得这么干，拍照智能识别！"

"那下一步吭，得给我各种文字和指标清单，"王焱说，"就是，举个例子，你们说乳腺癌患者用的很多蒽环类药物对心脏影响比较大，那这种药在病历卡上不会写蒽环类吧，应该有不同的药名吧？那就得把尽可能全的药名清单给我，这样，人工智能识别的时候，无论患者用了哪一种，咱都能给认出来！"

对的，蒽环类药物不仅仅是乳腺癌患者常用的化疗药物，对于很多血液系统肿瘤譬如淋巴瘤、白血病、骨髓异常增生综合征，淀粉样变，胃肠消化道肿瘤，妇科恶性肿瘤，泌尿系统肿瘤譬如膀胱癌等疾病，都是一线化疗方案的主要组成部分。蒽环类这个系别包含阿霉素、表阿霉素、柔红霉素、吡柔比星、米托蒽醌，等等，这类药物抗肿瘤效果确凿，但在某些人身上可引发逐渐进展的心功能减退。

对于采用蒽环类药物化疗的患者，**一定要在治疗前、化疗期间（一般推荐每隔2个化疗周期）、化疗结束时检测心功能指标**，包括肌钙蛋白等心肌标志物、脑钠肽，以及心电图和心脏超声。而且，即便没有出现任何心血管不适，化疗结束之后，也要每年复查这些指标，因为药物相关性心脏损伤可以是隐匿潜伏的，随着时间延长，逐渐显露狰狞的爪牙。

所以，我们必须从源头抓起，用人工智能的火眼金睛识别患者是否使用过这一类药物。

王焱这么好的一个小伙子，自从我知道他爸的事情之后就更加留意他了。我原本想着，王焱借这个小程序的实战，进一步提升能力之后，我们都给他想想办法，让他争取更高的收入。可现在……

王焱是一个在大连星海湾长大的男孩，原本是个富二代。

王焱爸爸是恢复高考之后的第二届大学生，毕业后回到大连，在牛奶厂一干就是二十年。

20世纪90年代东北很多企业改制，王焱爸爸将家里多年积蓄，连同爷爷奶奶的家底全部拿出来，跟厂子里另外一个姓牛的阿姨，一起把经营不善的牛奶厂给顶了下来，起名"星海乳业"。

直到王焱出国留学前，在他的世界里，星海湾的那套大房子是他人生永恒不变的港湾。

但人生没有一成不变的。就在他毕业前夕，他的姥姥心肌梗死，那一次特别危险，他妈硬撑着没告诉他，直到姥姥转危为安出院了才让他跟姥姥视频。

那时候乳品厂已经显出颓势，厂子开着其实就是赔钱，从理智出发，应该关门大吉。但是王焱爸爸舍不得自己操劳一生的厂子，也见不得老员工的眼泪。

为了这件事，王焱爸妈没少发生过龃龉。按王焱妈的意思，这不是当老板的能挽回的，厂子不关，产品销路不好，还养着那些人，就是在填无底洞："你看那个姓牛的，怎么一看形势不妙就拿钱抽身走人了呢?!"

从内心而言，王焱是赞同妈妈的。但他老爸根本不听，从来没有意识到他那一套传统模式根本就不行了。

王焱出国读研究生一年级那年春节回家过年，在回国的飞机上，他还想着跟爸爸说道说道。

可是，谁也没有预料到，那一年春节变成了王焱他们家的转折点。

那年春节跟每一年的春节没啥两样，屋外大雪纷飞，屋子里温暖如春。因为王焱回家了，姥姥精神比平时都好，大年夜穿上王焱妈妈给新买的大红电脑绣花对襟毛衣，虽然缺了牙口，但因为心情高兴，连续吃了七八个饺子，对着外孙看也看不够，说："我们王焱留学回来，要去大城市，去北京去上海! 以后找个医生当媳妇，姥姥就不怕生病啦!"

吃完其乐融融的团圆饭，大概是姥姥提起王焱找媳妇的事儿，王焱妈妈顺势就又提起厂子的事情。王焱爸爸年夜饭多喝了两杯，一下子脾气上来，两口子就你来我往互相赌气。

王焱妈妈说："小焱硕士毕业很可能不回大连了，孩子去大城市总得买房置业，北京、上海的房子多贵呀，现在把厂子盘出去，多少还有点落进口袋，他爹你犹豫了这好几年，也仁至义尽了，咱家的钱你一直捏在手里也不让我管，现在孩子大了，你就原原本本跟我们娘儿俩说说，一共还有多少家底。"

王焱爸爸酒后终于吐露真言，说："没钱了。"

王焱妈妈一听急了："怎么没钱了，这些年你大账小账一起管，拿回来的那点家用老的生病小的念书，真没啥积蓄，你可不能这么开玩笑。"

王焱爸爸借着酒劲说："没开玩笑，厂子真的没钱了，不信你去查账！"

王焱妈妈一下子蒙了，也顾不上大过年就抹眼泪了，说："这些年我一直说你就不听，总觉得厂子会翻盘，唉，那个姓牛的怎么前两年看着形势不对拿钱跑路了？你是不是跟她有什么见不得人的事，否则怎么就那么糊涂把钱给人家了？"

王焱爸爸说："你瞎说什么呢，还当着孩子的面！"

王焱妈妈不依不饶："就你最傻！现在没钱了儿子咋办？"

王焱爸爸说："儿孙自有儿孙福，我都培养他出国留学了，我们那会儿爹妈哪有管儿子管到这么大的！"

王焱妈妈听了更加生气了，说："以前是以前，现在是现在，以前大家条件都不好，现在你不给儿子买房让他靠谁?！"

王焱爸爸大喊了一声："靠他自己！"然后摇摇晃晃就往卧室走，王焱妈妈哪肯，一把抓住他，王焱爸爸一转身踹开老婆，王焱妈妈一屁股坐在地上，大哭起来，没想到才哭两声，王焱爸爸一个趔趄，摇晃了两下，也倒在地上！

原本回到房间躺下的姥姥听到客厅吵闹重新起床，看到女儿女婿闹成这个样子，一阵胸闷气急，瘫下去的时候还好扶住了沙发，王焱想想都后怕，如果老人直接倒地，那么硬的大理石地面真能摔死人！

大年夜家家户户阖家团圆，王焱呢，叫了两辆救护车，他妈那会儿不吵也不闹了，王焱爸爸摔倒在地双目紧闭，她用指甲死死掐他人中，救护车来的时候，把他爸人中都掐破了。

王焱姥姥虽然年纪大，但抢救及时，在医院输了几天液就回家了，倒是王焱爸爸，直至王焱返校去机场的时候，也没出院。

王焱爸爸从顶下牛奶厂那年就发现了高血压，但这些年来工作太忙，一直吃药不规律。最近几年年纪上去了，在王焱妈妈的敦促下，到医院调整了几次降压药，后来血压一直挺好的。他烦医院人多排队费时间，就自己拿医保卡去药店配药吃。

殊不知，**人体血压像流水，不会一成不变，而是随着年龄增长、情绪波动以及季节变化等高低起伏**。那个大年夜救护车把王焱爸爸送到医院急诊室的时候，他血压高到爆表，收缩压高达 210 毫米汞柱，脑血管破裂，他中风了！

一开始王焱心里怕得要命，他爸这么高的血压脑出血，不会整个偏瘫吧，以他老爸的性格脾气，要是瘫在床上屎尿不能自理，他就是绝食也不会愿意活下去。

庆幸的是，从监护室转到普通病房之后，他老爸虽然看上去好像有点什么地方不对，不管有人没人总是怔怔的，但是吃饭喝水都能自理，也能自己上厕所，王焱就安慰老妈说，脑出血这么大毛病，恢复总要花时间的。

王焱妈就说："你爸可能中风以后变傻了，病床上都写着人名字呢，你爸还问隔壁床位：'您贵姓啊？'"

王焱继续安慰老妈："他从鬼门关里走回来，不傻也得呆，再说，妈，你没觉得我爸脾气变了吗，以前总喜欢吆三喝四的，现在你说啥就是啥。"

王焱妈点点头说："那倒是，生了一场大病，把脾气给生没了。只是，小焱啊，咱家是真的没钱了，我这两天去厂里问过了，也翻了你爸的保险柜，现在手头的钱就只够你念完书了，再买房子不可能的了。"说着说着，又开始抹眼泪。

王焱是在那个瞬间从男孩变成男人的。他搂住他妈的肩膀，把一下子消瘦不少的妈妈搂在怀里："妈，办法总会有的，我会好好念完书的，你在家也要照顾好自己，别尽想着我爸和姥姥。"

在飞往欧洲的飞机上，王焱就给自己制订了计划，每天要锻炼增强体力，要更加发奋学习，课余可以接一些小活儿赚点外快，但打工就算了，毕竟他要争取以最优异的成绩从 MIT 毕业。

他是这么想的，也是这么做的。他已经长大成年，他要肩负父母和姥姥的晚年，而这些，都需要钱。没有本事，哪来的钱！

但是，命运对他们还是不肯善罢甘休。

又到了周末的晚上，王焱跟妈妈约定视频通话。透过屏幕，他看到姥姥和爸爸坐在餐桌旁边剥毛豆，他心里还挺开心的，看样子老爸恢复得不错，而且这种情形在以前简直不敢想象，他的记忆中他爸从来都没管过家务，现在也能给他妈搭把手了。

可是，再一看，不太对头，他妈比他出国的时候还要瘦削憔悴，眼眶深凹。

他妈先举着手机让他跟姥姥和爸爸讲了几句。他爸看上去总体不错，但就是不知道哪里不太对劲，还是有点怔怔的，好像有些精气神从他的生命中熄灭了一样。

然后，他妈举着手机走进卧室，轻轻带上门，用手捂住嘴巴，哇一声低低地哭了："小焱，你爸……"然后就说不下去了。

王焱焦急得百爪挠心："妈，我爸怎么了？他看上去还好啊。"

他妈哭了一会儿，才小声说："小焱，你爸……废了……他现在不识字了，一个字都不识了……"

王焱没听明白："啥叫不识字了？"

"他中风之后变成了文盲！"他妈提高了一点嗓音，"医生说，他大脑中风的那块地方，是专门管识字的，脑出血把那一块地方给整坏了，他现在一个字都不认识了！"

啊?! 王焱从来没听说过，中风还会导致这种后遗症："妈，那医生没说有什么办法可以恢复吗？"

"估计没啥办法了。"他妈忧伤地摇摇头，"说那一块的大脑细胞都坏掉了，死绝了。"

王焱心里翻江倒海，但还得强忍着眼泪安慰妈妈："没事，我都这么大了，妈，爸爸的病，我再想办法！"

降压药竟和新冠病毒"穿一条裤子"？

　　王焱即将毕业的时候，偶然间看到我院的招聘通知。他在网上查了上海中山医院，心想不知道上海的大医院会不会有办法治好爸爸的文盲后遗症呢？抱着这样的心愿，王焱应聘了我院当时刚刚成立的大数据中心。

　　沟通工作的间隙我问过王焱："你来我们医院快三年了，有没有给你爸爸找到办法？"

　　"没有。"王焱语气平静地说，"我找了咱们医院的神经内科专家，也找了华山医院的神经内科专家，问过上海市康复医院的专家，甚至去过好多次宛平南路600号，我爸这种是失语症，在世界范围内都没有什么好办法。"

　　"这倒是的。"我很遗憾地说。

　　失语症，是指与语言功能有关的脑组织的病变。一般多由脑卒中、脑外伤、脑肿瘤、脑部炎症等引起，造成患者对人类进行交际符号系统的理解和表达能力的损害，尤其表现为语音、词汇、语法等成分、语言结构和语言的内容与意义的理解和表达障碍，造成对语言认知过程的功能减退。

这种损害的外在表现主要就是听说读写的不同程度功能障碍，同时也包括其他系统障碍，比如应用手势进行沟通的能力等。

而且失语症患者还会出现其他基于智力的改变，比如记忆、逻辑思维、计算、注意力的改变等。所以，王焱爸爸不仅仅是变成了文盲，其实也的确真的"变傻"了。

"程老师，你不是看心脏病的吗？也了解失语症？"王焱问道。

"对的，我有好些高血压导致的失语症患者。"我十分痛惜。

我国现有 2.45 亿高血压病人，其中大概一半患者的血压并没有得到很好的控制。

而未经控制的高血压，会逐渐蚕食人体各个器官的正常功能，并且会由于血压升高引发一系列危重急症，其中，脑中风就是威胁居民生命健康的罪魁祸首。据统计，我国每年新发脑卒中患者 200 万例，其中有三分之二患者的结局是致残或致死。

高血压是引起脑卒中的最重要的危险因素，据统计，70%～80% 脑卒中病人都有高血压。

所以，千万不要忽视降压治疗，研究发现，高血压患者舒张压平均每下降 3mmHg，脑卒中的危险将下降 32%，控制高血压会直接降低脑中风的发病率、致残率和死亡率。

这一点必须引起广大高血压患者的高度重视。高血压很常见，降压药很普遍，但**要将血压始终控制在合适范围内，必须持之以恒不断测量，到医院随访，根据血压测值进行动态调整**。

我经常跟病人说，**吃降压药不能埋头猛吃，而是每天吃药，时常测量**。这个过程就跟小学生念书一样，必须每天认真听讲做练习题，但不是说写完作业就没事了，而是要找老师批阅，有错就改无过加勉，而且也不是一时半会儿的事情，必须经年累月不断坚持。世上无难事，只怕有心人。

而且，血压在每个人身上都不是一成不变的，就算十年二十年一直服药血压控制不错，也会在某个特定的时间节点血压飙升，所以，**必须做好家庭血压监测，就是家里常备血压计，不但要测量而且要做好记录**。否则，稍不留神，高血压就会导致各种追悔莫及的并发症，像王焱爸爸这样的失语症我遇到过不止一位两位。

失语症的表现也是各不相同的，我记得曾有一位从湖南来的阿姨，60多岁吧，也是高血压脑中风之后得的失语症，她原本就没上过学，不识字，她的失语症表现为"反向语言症"，就是她在说话的时候，嘴巴讲出来的都是反义表达。

譬如，看完病之后，她想感谢我，内心想表扬我："程医生，你真好心呀！"然而说出口的是："程医生，你真缺德呀！"她在上海打工的女儿非常抱歉地跟我解释，拉着她夺门而逃。而我久久不能平静，这样的患者，他们的余生将在怎样的境遇中度过！

"你对你爸已经尽心了，实在没有办法，也只能顺其自然。"我安慰王焱。

花开有时，谢亦有时，万物均有规律。其实医生只能看病，并不能决定结果。医学科学依然走在征途上，尤其对于心脑血管病变，我们有把握掌控治愈的比例实在太小了。

"是的，我们家现在也认命了。"王焱笑笑说道，"我妈现在每天教我爸认字呢，听说读写是不指望了，不过还是希望他能认识阿拉伯数字，否则出门买东西都看不懂价钱。"

我再次嗟叹，真应该把这些血压升高所造成的严重不良后果病例给大家展示一下。高血压不可怕，我们有多种不同类型的降压药，高血压可防可治绝不是吹牛皮，但问题在于监控血压不能光靠医生，其实更加需要的是患者和家属积极主动参与。

尤其这次疫情期间，有一种说法传播甚广，认为感染新冠的高血压和心力衰竭患者，不能采用血管紧张素转换酶抑制剂和血管紧张素 2 受体拮抗剂治疗，也就是说不能吃"普利"类和"沙坦"类降压药。

这个观点是不对的。

现在大家对新冠病毒令人惊悚的示意图心有余悸，在一个圆圆的球体上，长满了狰恶的突起。这些突起，就是新冠病毒最骇人的武器，它们借助突起，牢牢与人体细胞嵌合在一起，冲也冲不走，甩也甩不掉。

这些新冠病毒表面的突起也是有特异性的，也就是说，它们的突起也是插头，必须找到人体细胞表面特别类型的插座，才能吸附上去。就像我前面讲过的免疫检查点抑制剂发挥作用的过程一样，插头配插座。

人体细胞上的血管紧张素转化酶和血管紧张素 2 受体就好比是两个新冠病毒突起所青睐的插座。这个现象引发了全世界心血管医生的关注，因为，这两个插座也是我们治疗高血压和心力衰竭等心血管疾病的时候最重要的两个插座。

高血压患者常吃的普利类降压药，譬如贝那普利、依那普利、培哚普利、福辛普利等，就是血管紧张素转化酶抑制剂；而沙坦类降压药，如缬沙坦、氯沙坦、坎地沙坦、奥美沙坦等，则是血管紧张素 2 受体拮抗剂。这两类药物不但能够控制血压，而且还能改善心脏功能，在临床上应用非常广泛。

因此，刚开始发现新冠病毒会跟人体细胞这两个插座结合的时候，引发了很多心脏病患者的极度恐慌，而最早期的报道显示新冠病毒死亡病例中合并有高血压者比例高达 60.9%，使得这些患者更加无所适从，甚至初期有国内外专家建议高血压患者慎用普利类和沙坦类药物。但实际上，**普利类和沙坦类是当前控制血压最为有效的制剂，擅自停服或者换药，很有可能引发血压上升，从而发生心血管意外**。

而且，这些药物与新冠病毒并无直接关联，未感染新冠病毒的心血管患者大可不必立即停药或者换药。理论必须联系实践，而这些，均得益于医务人员在临床一线的观察、实践、分析和总结。

接着，王焱随口说道："哎，程老师，你知道吗，宛平南路 600 号（上海精神卫生中心）也出征了！"

"嗯，你也看到新闻了？"

"是啊，我这两三年为了我爸的病，也去 600 号看过几次，找的是许博文教授，她真是一个好医生，给了我们很多帮助和支持，我有她微信，今天看朋友圈，正好看到她发的照片。"王焱解释道。

哦，我也跟着翻开了手机。

确实，博文刚才在微信朋友圈一口气连续发了好些照片，我看到了好几张熟悉的面孔。有一张应该是昨天在宾馆拍的，博文站在最当中，她旁边站着乐呵呵的苏云篪，再往左边，是我院心内科派往武汉的韩卓敏。

卓敏看上去精神不错，套着她那件鹅黄色的小夹袄。

小夹袄已经旧了，但颜色依然那么醒目，刺痛了我的眼睛。

第二章 | CHAPTER TWO |
除却生死，再无大事

房事变房颤，啪啪成偏瘫

午夜 12 点，嘈杂繁乱的市井烟火褪去所有颜色。韩卓敏套着她那件鹅黄色小夹袄，在硕大的阳台上，把窗打开一条缝，半个身子探到外面去，呼吸寒冷清冽的空气。

徐汇滨江大片大片的绿植，镶嵌着星星点点的路灯。整洁宽阔的路面这会儿一辆车也没有，隐隐约约听到江涛拍岸。

黄浦江面黑黢黢的，对岸有闪烁明灭的灯光。东边，在这个没有月亮的晚上，在深蓝到极致、近乎黑色的天幕衬托下，灯光点缀着的卢浦大桥，仿佛一弯点燃了火焰的弓箭，气势如虹，对着浩瀚深邃的苍穹。

韩卓敏回头看了看客厅墙上的挂钟，快十二点半了。她轻轻关上窗户，蹑手蹑脚进到客厅，阳台移门卡锁在一片静谧中发出小小的清脆的咔嗒声。

韩卓敏脱下鹅黄色小夹袄，随手搭在沙发上。七分袖小夹袄冬天居家穿着特别合适，又轻又暖，袖口略短，收拾家务一点都不碍事，特别方便，是前年儿子卢嘉琛学校组织去太仓学农的时候，在那里的小镇上给妈妈买的。

韩卓敏瞄了瞄儿子房间的门缝，没有光亮，应该是睡着了。她蹑手蹑脚地进到主卧，快速洗漱。

主卧是套间，韩卓敏从卫生间出来，卢晓恺的呼噜声越来越响，他嘴里嘟囔了不知道什么意思的几个词，翻过身去。

前年买这套房子的时候，她对房型不是特别满意。这算是滨江豪宅了，宽敞的客厅朝着龙腾大道，江景毫无遮挡一览无余，但美中不足的是只有主卧朝南，她担心冬天会很冷。但实际上这套二手房精心铺设的地暖非常舒适，即便是冬雨绵绵，一回到家也温暖如春。

韩卓敏关灯躺下的时候，不小心碰到了卢晓恺。他的呼噜声戛然而止，在混沌温暖的被窝里，他窸窸窣窣地贴近，张开双臂抱住了她。

韩卓敏有些诧异，这人到中年，就仿佛男女混住宿舍，她都忘了上一次是什么时候了。她轻轻躲闪了一下，却无法推开，卢晓恺靠得更近，抱得也更紧了。

韩卓敏下意识看了一下房门，房门是关着的。

窗帘厚重地下垂着，午夜的卧室几乎没有光线。时间仿佛停滞了，又仿佛被燃烧成了灰烬，这燃烧之后的灰烬却又无声地飞扬起来，以一种超乎物理规律的轨迹上下倏忽移动，就当它们越来越快、越来越乱的时候，韩卓敏忽然听到一阵沉重的喘息声，这喘息仿佛是一种挣扎着的呻吟，越来越响，几乎变成了痛苦的呐喊。

韩卓敏拧亮台灯，只见卢晓恺两只手捂住胸口，额头上渗出明显的汗珠，把前额的头发都打湿了。他紧皱着眉头，口鼻大声喘气，表情痛苦不堪，那种情形，就好像有一只无形的大手，一把攥住了他的心脏和左右两肺，让他无法呼吸。

韩卓敏用手推开卢晓恺，在床沿镇定地坐得笔直，把床头灯光拧到最亮，略微俯下身去，仔细地盯着她的丈夫。

卢晓恺连续大喘了几口气，忽然身体蜷缩起来，额头上的冷汗越发明显。他慢慢睁开眼睛，目光散乱地四处张望，看到了韩卓敏。他求助地看着她，他的胸口好痛好痛，呼吸的空气像一根粗糙的绳索来回摩擦着他的胸腔脏器黏膜，他想求救，却发不出任何声音。

他的妻子看着他，是的，她只是看着他，镇定、冷静、无动于衷，甚至，在她那熟悉的嘴角，渐渐浮现出微笑的弧度。

这沉寂黑暗的夜晚是无边无际的太空，卢晓恺逐渐飘落向宇宙的尽头。

尽头那么远，卢晓恺感觉到自己的意识正在与躯体剥离，他的眼睛变得越来越透彻，他看到自己的身体以一种奇怪的、缓慢的姿势逐渐下坠，而宇宙的尽头，是深不可测的黑暗。

在那之上，韩卓敏似笑非笑的脸庞被放大了，她还是她，随着年纪上去，逐渐加深的法令纹居然让她的脸更加清瘦爽快，一双眼睛包含着的目光没有任何波澜。

她就用这种目光注视着他坠落深渊，一点点地，一点点地，仿佛他们不是结发二十年的夫妻，她只是目送一截无关紧要的朽木逐渐下沉。

而几乎就在同时，窗帘和窗户无声地推开了。不知在什么时候，这夜色变成了前所未有的骇人白昼，一切景象都在快速折叠，翻涌着靠近这间卧室。

原本很远的卢浦大桥也在逼近，但却没有一丝声音，像一部色彩过度绚烂的默片电影。

　　奔涌而来的卢浦大桥拉满了弓弦，它闪着光，它发着热，对称、整洁、咄咄逼人，那种华丽壮美掩盖了一切，卢晓恺和韩卓敏脸上的神情在金色弓箭的光芒下恍惚不定，他们是一起张大嘴在叫喊什么吗？但却一点都听不到声音。

　　仿佛就是刹那，喷涌着的火焰烧灼着一切，无数细小的灰烬在空气中无声翻飞……

　　这些天，我一直能回想起这个奇怪的梦。

　　在韩卓敏奔赴武汉的前一天晚上，我莫名其妙做了这样一个梦，醒来之后居然记得非常清晰。

　　我跟老刘讲起这个梦，老刘说："你这是日有所思夜有所梦——韩卓敏去武汉自有她的道理，你瞎操什么心！"

　　我很不服气："我也承认她是英雄，可是，她老公脑梗才好一个月，她就跑了！"

　　老刘白了我一眼："那更说明人家的思想境界，舍小家为大家！"一句话堵得我没法接下去。

　　韩卓敏与我年纪相仿，她是少数的冠脉介入女医生之一。

　　人的心脏像个小房子，冠状动脉给心脏供应血液，好比水管。如果水管堵塞厉害，血流不畅，就是冠心病。一部分冠心病患者需要进行介入手术疏通血管，并植入细小的像弹簧圈一样的支架支撑血管管径，这就是冠状动脉支架植入术。

　　这是一种微创手术，操作方式大多是从手腕部位的桡动脉插入很细的导管，循着动脉前行，直至抵达心脏。在手术过程中，医生会往患者体内注射一种特别的造影剂，在 X 光射线下，患者冠状动脉的行径及管腔狭窄程度可以显示出来。

我院每年有上万例进行冠脉造影的患者，心脏介入中心日夜繁忙。冠脉介入手术毕竟有射线损伤，因此做手术的大部分都是男同事，韩卓敏在他们当中一枝独秀，技术并不比男同事逊色。但她有时候表现得过于积极，尤其最近两年，恨不得全天待在介入中心做手术，几乎很少谦让同事，以至于说起韩医生，大家都会互相使个眼色。

我们实在没有想到，她会在第一时间坚决表态要去武汉。

根据前线陆陆续续传来的消息，现在武汉各医院医疗物资匮乏，重症患者很多，医院人手紧缺，别说医生护士，工勤人员都不够，氧气瓶都得医生护士自己想办法抬上楼。

所以，一开始派出的都是男同事。

而韩卓敏医生确实是巾帼英雄，她从一开始就非要去武汉，在如此特殊时刻坚决要求冲锋陷阵，听说那架势就差写血书了！最终如愿以偿，上个月底入选我院援鄂医疗队。

虽然我不怎么喜欢她，但是心里相当敬佩她，敢想，敢做，敢冲。毕竟她老公卢晓恺不久前才大病一场，她可真能放得下！

说起来，卢晓恺那次脑梗也是一言难尽。卢晓恺是我院肿瘤内科副主任，本院职工生病无论住在哪个科室、去哪个部门检查，都会得到重点关注，这么一来二去，全院都知道卢主任是啪啪啪的时候中风了，大半夜的，忽然瘫在床上半侧肢体不能动弹，被 120 救护车送到了急诊，还好他家很近，在急诊迅速完成检查之后马上溶栓，效果还不错。

这个从专业上分析没啥奇怪的，卢晓恺被诊断为阵发性心房颤动（简称房颤），而房颤是最常见的快速性心律失常。**随着年龄增长，房颤发生率不断增加，75 岁以上人群可达 10%。房颤的发生与冠状动脉粥**

样硬化、高血压、甲状腺功能亢进、饮酒、精神紧张等存在密切关系。

有一些检查下来没有任何心血管病变的人也可能出现房颤，称之为特发性房颤。

心房颤动的时候血流丧失规律，容易形成血栓，在激动和剧烈体力活动的时候，脱落游离的细小血栓进入大脑堵塞了血管，引发半侧肢体瘫痪。

虽说治疗及时有效，用药后监测心律一直正常，但总归是一场重症，韩卓敏怎么说走就走呢？少年夫妻老来伴，她咋这么寡情？但寡情也说不通，人家还大半夜过夫妻生活呢。

反正第二批医疗队名单确定的时候，大家嘀嘀咕咕，都闹不明白韩卓敏究竟怎么想的。我也觉得百思不得其解，未免太反常了一点吧！

心肌桥会心肌梗死吗

每天各种群里都在交流对于新冠病毒的文献和猜测。对于这种横空出世的未知病毒，我们医护工作者内心也是恐惧的。

我院最早驰援武汉的重症监护室副主任钟鸣医生说，他觉得这次病毒引发的不仅仅是单纯的呼吸道传染病，病毒侵犯人体之后，会诱发机体免疫连锁反应，所以，感染病毒的人不仅仅表现为胸闷、胸痛、呼吸不畅，肾脏、心脏等重要脏器也会受到病毒攻击。

尤其是既往有高血压、心肌缺血等心血管疾病的患者，感染新冠病毒之后病情进展非常迅速，在很短的时间内就能出现多脏器功能衰竭。

最新统计显示，在新冠感染死亡病例中，合并心血管病变的病例超过三分之一，这就是为什么接二连三点名心内科医生支援武汉。

我敬佩韩卓敏的勇气和担当，但直到她背起行囊出发，我依然无法理解她的心态。家事国事天下事，确实需要事事关心，但并没有到她必须上前线的地步吧。且不谈别的，她老公卢晓恺一个月前脑梗的时候还是蛮危险的，才过这么点时间，她就这么不管不顾地拍拍屁股走了！确实够狠、够硬、够强，令人望尘莫及。

她走的时候还跟我撂下一句话："疫情现在无法估测，蕾蕾你方便的时候多关心关心老卢。"我只能满口答应。

话说这个卢晓恺吧，也是醉了，脑中风也算大病一场，结果他溶栓结束就急着出院回家，好像家里有金山银山离不开他，而且韩卓敏在这个时候奋勇报名，他好像也没啥意见，有人问起，他居然表现得神定气闲，说生死祸福命中注定，老婆守在跟前就不会出岔子啦?!

我跟这两口子同事多年，但其实并不怎么了解。

怎么说呢，大部分人年纪上去性格逐渐平和，韩卓敏倒好，最近两年变得有点急功近利。虽说人性使然，每个人做事难免都要打点小算盘，但她有点过了。

韩卓敏自己是心内科副主任医师，老公卢晓恺前年升职我院肿瘤内科副主任，儿子卢嘉琛应该上大学了吧，我记得他比 Happy 大四岁，那么现在应该是大一。不过除了大前年她请同事们一起去新买的滨江豪宅祝贺乔迁之喜，之后我们就没见过她儿子。

虽说我跟韩卓敏私交没有那么深，但韩卓敏家那套豪宅还是让我印象深刻，确实从小区环境到内部装修都让人羡慕，那次韩卓敏请同事们搓了一顿，饭桌上一副心满意足的样子。是啊，人到中年，儿子学习成绩不错，还聪明体贴，去外地学农都记着给妈妈买礼物，那次在他们家，韩卓敏套着那件鹅黄色小夹袄，说起七分袖平时做家务特别方便，那么怡然自得，我都眼热了，哪天 Happy 也这么懂事就好了！

而卢晓恺，因为最近几年我研究肿瘤心脏病学，重点关注合并心血管病变的恶性肿瘤患者，反而跟他打交道多了。我感觉吧，真是不是一家人不进一家门，跟他讲点事情比较费劲，合作课题想问他要点患者资料，哎哟，也是个锱铢必较的主儿。虽说最后还是配合完成了，但就让人心里不舒服。不过，场面上我跟他俩都还过得去，毕竟当年读研究生的时候就认识了，每天在医院，抬头不见低头见。

我甩了甩头发，定了定神，按照我每天做事的顺序，开始处理事务。

首先回复电话。第一个打给卢晓恺。

刚才做晚饭，我正忙得不可开交，卢晓恺给我打过电话。

他说："蕾蕾，我刚才莫名其妙胸口有点痛，含服了一片硝酸甘油，稍微好了一点，我想想不太放心，就给你打个电话。"

卢晓恺远则是本院同事，近则是抗疫英雄家属啊，这个电话我必须慎重对待。

我索性一只手关上煤气灶，另一只手打开手机免提："那你血压怎样？"

卢晓恺回答："刚才血压上去了，不过现在又好了，我……那我再看看？"

"晓恺，你血压可得控制好，现在天寒地冻的，血压波动大，万一待会儿又高了，你还是去医院吧。"

"不不，我不去医院。"卢晓恺连忙回答道。

我听了内心不是个滋味，心想："你胸痛干啥不问你老婆来问我？再说你趁现在还能自理去医院不好吗？万一你再出个意外，可让人怎么交代？"

"韩卓敏进监护病房了，她不接电话。"卢晓恺如是解释，"要不，我过半个小时量好血压再给你打电话好吗？"

　　我只好说："好。"谁让韩卓敏去武汉临行前专门叮嘱过我呢，君子一诺，我容易吗？

　　卢晓恺明显是有点担心的，否则不会给我打电话。但是，作为医生，他又不是不知道，有不舒服的症状，打电话咨询很难解决实质性问题，我们讲究的是循证医学，就是看病得遵照客观依据，所以要弄明白他胸痛的原因，明摆着应该去医院检查嘛。他家离医院这么近，为啥不肯去就诊呢？

　　凡事不能心存侥幸，现在坐下来，我得主动关心关心卢晓恺。我觉得还是应该提醒卢晓恺跟他儿子，他们家豪宅面积大，万一真出什么状况，让他们的儿子卢嘉琛多长个眼睛，关心关心老爸。

　　电话拨了两次，没人接听。我随即给韩卓敏发了微信，让她告知他们家的电话和她儿子的手机号码。疫情期间人不能乱跑，就靠电话和网络维持联系了，多几个电话全面一点。

　　我觉得韩卓敏不会马上回复，就又拨卢晓恺的手机。

　　这回他接听了，说："不好意思啊，刚才在做饭。"

　　我说："你血压波动，还有胸痛，终究让人不放心，卓敏不在家，现在又喊不到钟点工，你家务就怠慢一些，有些事情让孩子搭搭手，卢嘉琛也放假在家吧？"

　　卢晓恺停顿了一下，说："还好还好，我其实不是很担心，上个月住院的时候，查过冠脉CTA，除了左前降支中段有个心肌桥，右冠状动脉有一点轻微的粥样硬化斑块之外，血管挺通畅的。"

　　我说我知道，不过也不能排除心肌缺血。实际上，多达70%临床表现为心绞痛的患者，进行冠脉造影后虽然冠状动脉没有明显狭窄，甚至一点都没有斑块，但依然会有局部心肌缺血。这部分患者，既往被认为没有心脏病，所以也不对他们采取任何治疗措施。

但事实上，这些"非阻塞性冠状动脉疾病"并非良性疾病，长期随访显示，他们的心血管事件发生率增加、生活质量受损。微血管功能障碍以及冠状动脉痉挛，是非阻塞性冠状动脉疾病的两大类病因。

卢晓恺的情况，我推测还是归咎到心肌桥更加合理。

心脏像个小房子，不过这个小房子的水管是明管，不能埋藏到墙壁里面做成暗管，这是因为心脏这个小房子的墙壁是动态收缩舒张的。而给心脏本身供应血液的冠状动脉就好比橡皮管，受到挤压的时候，管径会发生变形，甚至会被压扁。

卢晓恺的心肌桥是与生俱来的，他天生冠状动脉有一小段穿行到墙壁里面去了。年轻的时候橡皮管子弹性十足，墙壁收缩对它也无可奈何，现在年纪上去了，橡皮管子老化了，再加上血压控制得也不是很理想，几重因素同时发力，心肌桥造成了缺血，他就胸痛了呗。

虽然我对卢晓恺轻描淡写，但并不意味着心肌桥就不会肇事。心肌桥需要进行冠脉造影或者做冠脉 CTA 检查予以诊断，如果不能明确，在某些情况下也是会闯祸的。譬如，我们就曾经不止一次看到有患者在外院做冠状动脉造影手术的时候，术者经验欠佳，将受到心脏室壁压迫、导致管径变小的心肌桥误以为是冠状动脉狭窄，更有甚者，居然在心肌桥的部位给植入支架。支架是硬质器械，植入之后持续受压，在心肌桥的部位放支架，相当于在那个部位插入了一把锐利的金属锉刀，日夜扯磨着心肌，最后导致心肌穿孔，心脏破裂……

当然，卢晓恺没有植入支架。不过，他自己说以前从来没有胸闷胸痛，就是最近两年才频繁发作，那还是大意不得。心肌梗死谁也没本事预测，虽然高血压、高脂血症、糖尿病、情绪压力、吸烟等是业已明确的致病因素，但并没有百分之百的准确性。

总而言之一句话，我认为卢晓恺胸痛还是应该进一步排查原因，这个心肌桥都跟随他 50 年了，时不时引发胸痛不足为奇，但如此频繁明显，就要重视了。

可是，卢晓恺又变得吞吞吐吐："……我再观察观察，可能情绪压力也是一种原因吧……"

我被他说得云里雾里，情绪压力的确会使心肌桥压迫严重，同时对于合并冠状动脉粥样硬化的患者，还会诱发血管痉挛，加重心肌缺血，不过，他这是闹哪门子情绪压力呢？

"最近比较忙，唉，国自然（国家自然科学基金）不好写啊，每天看文献也没找到思路！"

这倒是一个合理的解释。心肌桥引发胸痛的本质就是血管受压，发作的时候应该休息静养、调整心态，如果一直精神紧张、压力过大，那血管就会持续被覆盖在上面的心肌压迫，怎么可能缓解呢？

想到这里，我说："你可能就是写国自然压力实在太大了，我们当医生的真是不容易啊！不过，退一步海阔天空，别太折腾自己！"

没想到卢晓恺继续说道："那怎么可以，我这次写标书铆足劲了呢——不过痛的时候确实不舒服，如果心肌桥持续受压，会不会心肌梗死啊？"

他这么一说，我倒不放心了："一般来说，心肌桥不会引发明显的心肌缺血事件，但也不是完全绝对的。我觉得你要不还是去医院查个心肌酶谱放心一点。"

"那就算了，我现在好多了。"卢晓恺说，"如果待会儿还痛，我再去医院。"

　　我程医生虽然是女人，但历来光明磊落刚直不阿，三番五次吞吞吐吐的卢晓恺让我心中相当不爽。我说了几句场面话，挂了电话，我反正尽到责任了，不能无限制陪着你耗费时间，后面还有好多事情等着呢。

　　在我一边烧饭一边记录的小纸条上，下一个电话要打给马杉杉。

为啥冠心病患者要坚持吃他汀？

马杉杉问我，现在疫情期间不方便去医院，她家大马吃的他汀药眼看着就要断档，是不是可以不吃了？

我告诉她不吃不行，可不能大意。

小马就问："他半年前不是找你复查过，前降支植入的支架挺通畅的，其余地方的冠脉狭窄也不严重，为啥还要继续吃药啊？"

"为了稳定斑块，不要再发生心肌梗死呀！"我说。

那么，如果有冠状动脉粥样硬化斑块，但是狭窄不严重，会突发心肌梗死吗？

这个可能性还是存在的。

一般来说，冠状动脉"水利网"具有极其强大的代偿能力，在一般日常生活状态下，冠状动脉"水利网"只要动用 20% 左右的能力就能保障机体各种功能正常运转。所以，**对于冠脉血管狭窄程度小于 70%～75% 的患者，一般都建议改善生活方式以及长期药物控制，暂**

时不用植入冠状动脉支架或者做搭桥手术。

但某些患者，虽然其血管斑块形成之后并未造成明显的血管管腔堵塞，依然有可能发生危及生命的急性心肌梗死。

这多数是因为这些患者并未遵从医嘱坚持服药治疗，在某些应激状态下，发生了斑块破裂。

打个比方，冠状动脉斑块就好比垃圾包，被丢弃在河道中，像一个障碍物附着在河床，阻碍水流流淌。可怕的是，这种垃圾包有可能在各种情况下发生破裂。一旦冠状动脉粥样硬化斑块破溃，会引发恶性多米诺骨牌效应，从斑块中释放出来的垃圾随着血流播散不说，破溃的基底部、与河床粘连的部分也会被连带崩裂，引起河床之下的泥沙翻涌——冠状动脉粥样硬化斑块破溃之后，有可能快速形成血栓，使得原本堵得不厉害的管腔彻底被堵住，造成急性心肌梗死。

所以，我们经常遇到患者来询问："我血管斑块不厉害，血脂也不高，是不是可以不吃他汀药？"我们的回答是：千万别冒险，**他汀类药物的药效远非降低血脂浓度这么简单，它不但会控制你河床上垃圾包不再继续增大，还会对垃圾包起到稳定固化的作用，也就是说，坚持服用他汀类药物，会相应减小冠状动脉粥样硬化斑块破损的概率。**

"哦……"小马恍然大悟。

当年，我不惜以跖骨骨裂的代价揭穿了小马和大马的好事，其实在那之前，我跟博文就发现她不太对头。

小马老公大马是我们同一级、隔壁华山班的，我们班在中山医院实习，他们班在华山医院实习。因为他俩都姓马，同学们称之为大马和小马。

大马小马以前都就读于大同中学。据说大马在高中阶段就对小马情有独钟，但我们那个年代大家多老实，心里再有意思也不敢捅破那层窗户纸，大马同学为了追小马，上演了一场前无古人后无来者的真情表白，我跟博文事后拼凑出了故事梗概，对大马同学崇拜得五体投地。

将近30年前，我们的大学生涯电话、电脑、手机一概没有，人与人之间沟通感情纯靠鸿雁传书。

话说有一天，我们宿舍的小马接到了一封信。

这没什么，对吧，大家都接到过信。但我跟博文都是接到爸妈的回信，小马每个周末都回家，她收到信件的概率比我们小多了，所以她那天一看居然自己也有信，可欢腾了，一脚踩上宿舍的椅子，一只手高举她的信件，就差飞起来了。

可是，等她急急忙忙把信打开，咦，里面居然没有信纸！她使劲把打开的信封往下倒，里面愣是空空如也。

这是谁的恶作剧吗？

我、博文和小马三个人托着腮帮子团团坐，翻来覆去看着那封信。三名未来的医生琢磨了半天，也没看出个所以然。小马随手把那封空信丢进抽屉："饿死了，我们吃饭去吧！"

但令我们万万没有想到的是，第二周，小马居然又收到了一封空信。

第三周，奇怪的空信再次如期而至。

等到第四周，小马接到信已经没有打开的勇气了，直接喊我和博文围观。

我们仨把连续四封空信逐一排列在寝室当中的桌子上，博文忽然发出一声尖叫："LOVE！LOVE！LOVE！"

我和小马被她的叫声吓呆了。只见博文像洗牌一样，快速把四封信的顺序重新排列组合："喏，你们看上面贴的邮票！"

　　那时候，我们买邮票是随机的，经常买很多一分钱的邮票回来，像我跟许博文都是外地学生，给家里的信每次要贴八张邮票，经常信封正面贴不下，剩下的就贴在反面，有时候干脆把八张邮票都随意贴在反面，所以，我们对于信封上的邮票基本不太关注。

　　但在博文的提醒下，我们赫然发现，这四封信的邮票贴法甚有心机，第一张邮票四张一分钱，三张长轴连续，一张拐弯，博文抄起第一封信，递到小马眼前："你看，这是不是个'L'？"第二封呢，明明是上海本地邮件，却十分土豪地贴了六张邮票，组成了大写字母"O"，后面两封以此类推，真的是"LOVE"！

　　就在博文侃侃而谈严谨论证的时候，我因为坐得正好对着窗户，看到第四封信对着窗外，里面隐隐约约有个纸片。我遂跟小马说："你看，第四封好像不是空信。"

　　我这么一说，博文倏地缩回手，说："好像是真的，这里面有东西！"然后作势就要撕开。

　　说时迟那时快，平时还挺淑女的小马一把夺回自己的信，脸庞稍稍泛红，我跟博文还没反应过来，她"哧溜"就钻进了自己的床帘。

　　博文一个健步蹿过去，嘿，小马居然从里面用晾衣夹把布帘子给夹紧了！

　　大马和小马就此从学生时代修成正果，小马毕业之后去了上海市第一人民医院妇科，大马选了泌尿科，我们读研究生的时候依然同届，一起重返校园。

　　因为我们中山医院紧挨着学校，我还住在医院宿舍，轮到老刘和大马变成了学校20号楼男研究生宿舍的室友。有一次做实验，他俩合伙把实验用的豚鼠藏起来一只，夹在白大衣的咯吱窝里，愣是大摇大摆带回了宿舍，用脸盆养在床底下，让我跟小马轮流到学校薅草喂他俩的豚鼠。

豚鼠跟小鼠、大鼠、兔子一样，是我们做实验常用的动物。豚鼠长相可爱，胆子非常小。白天，老刘和大马去上课了，只要宿管阿姨一开门，它瞬间逃回床底，搞得宿管阿姨很疑惑，对老刘和大马说："你们房间很古怪，总能听到奇怪的声音，开门进去却啥也没有！"简直笑死我们了！还好那时候没有新冠病毒，否则擅自在宿舍偷摸养动物可是禁忌！

大马研究生毕业之后当了两年泌尿外科医生，后来做出了一个令我们大跌眼镜的决定：辞职。那个年代，考上上医临床专业的都是尖子生，毕业了大多会从医，少数不当医生的也大多去了医药相关企业。大马最让我们吃惊的不是他放弃当医生，而是他辞职之后，去考了华东政法学院的研究生！

现在有一种说法："劝人学医，天打雷劈；劝人学法，千刀万剐。"所以，有一次，我在饭桌上无意间讲起大马叔叔的经历，Happy 不可置信地瞪大了眼睛，学医和学法哪一门都不简单，但这个叔叔居然走了个遍！

大马后来解释说，他觉得自己还是更加喜欢法律，喜欢当律师的感觉。从华政毕业后大马从一线做起，考了律师证，开了一家律师事务所。这家律师事务所在上海乃至华东地区都挺有影响力，专攻与临床医疗相关的案例。毕竟，别的律师讲法理、讲证据、讲逻辑的时候，大马律师先把临床病例的来龙去脉给揣摩透彻了，就算对有些深入前沿的医学专业知识把握不大，但大马律师在医疗界拥有广泛深厚的人脉呀，太太是医生不说，还有那么多同学呢，谁有他方便！

可是，大马律师去年找我求助，却不是为了办案，那一次好险，他差点丢了性命！

有一种心梗杀人于无形

我清晰地记得那是一个周末，3月阴雨的午后，我在广州南方国际心血管病会议上讲完课，正准备上出租车奔赴白云机场。

广州的3月还是有点寒意的，出差下大雨更是烦人。司机师傅帮忙把行李放进后备厢，我背着一个包，还拎着大会发放的文件资料袋，手忙脚乱地正在收伞，一阵大风刮过，伞面全部朝上翻翘，我只好手动去翻动伞面，正狼狈不堪的时候，手机铃声响起。

我一看，是大马："蕾蕾，我刚才微信给你发了病历，你帮忙马上看看好吗？"

我一边继续跟我的雨伞搏斗，一边把手机夹在脑袋和肩膀当中回复他："我刚才瞄了一眼，肯定是心梗！是你们公司的同事还是亲戚？马上去医院做造影！"

"蕾蕾，不是别人，是我，是我自己！"

啊，是大马自己?! 这下我顾不上了，索性把伞架在出租车车顶上，先快速看他发来的心电图和心肌标志物——典型的 ST 段抬高型心肌梗死！

"就近、尽快、马上，一刻也不要耽误！去医院做造影，大马，你马上打 120！"在 3 月羊城的寒风料峭中，在瓢泼雨幕如注里，司机师傅被我突如其来的狂吼吓傻了。我全身湿漉漉地拖着被我用力扯坏了的伞，又着急又担心地赶回上海。

飞机在虹桥一落地，我马上开机打小马电话，小马说，大马已经就近在他们上海第一人民医院做了造影："蕾蕾，他是左前降支血栓形成，我们心内科同事说，造影的时候，血栓已经自溶，如果再晚半个小时，血栓可能就自己全部溶解了！"

小马的声音带着哭腔："蕾蕾，我每年都给大马安排体检的，冠脉 CTA 也做过，他斑块不厉害！怎么好好的血管里面就长血栓了呢?！"

我说："你先别管自溶不自溶了，这次是万幸，抢救及时，算算大马应该是在冠状动脉堵住两个小时内就疏通了血管，应该绝大部分心肌细胞都能挽救回来，如果时间长了，可就不好说了。"

可小马还是想追究为啥大马的冠状动脉里面会莫名其妙长出血栓，更加诡异的是，为啥这个血栓还能自己"烊掉"（沪语：溶化掉）。

其实，这也是很多冠心病患者和家属关心的问题。冠状动脉血栓的形成，会在短时间内迅速把血管堵死，造成急性心肌梗死，是冠心病急症之一。其血栓来源有多种可能，一种是随着血流进入冠状动脉的，譬如心房颤动的患者，如果没有充分抗凝，就会在心腔内譬如左心耳等部位长出凝血块，这些类似果冻或者烧仙草的凝血块，在血流的冲刷下，会移位、碎裂，有些细小的血栓碎片有可能在心脏射血的时候，恰巧进入与左心室连接的左右冠状动脉。这一类冠状动脉血栓栓塞是"外来户"造成的。

还有一类冠状动脉血栓纯属"家贼"。比如患者的出凝血功能障碍，以及冠脉内壁受损，以及风湿免疫类因素，都有可能在冠状动脉血管内形成突如其来的血栓。

我们人体血液之所以在呈流动状态的同时，在某些情况下又能形成血块，是因为有一系列非常复杂精妙的出凝血调控机制。也就是说，我们的血液必须在需要它为液体的时候表现为液体，需要它为固体的时候表现为固体，这种液固二相性是维持生命的必要条件，无论往哪一端偏倚，都可能致死。

而且，血液不只会从液体变成固体，在适当的调控下，就像大马的冠状动脉里面发生的情况一样，已经形成的血栓还有可能自己溶解。

所以，临床上不乏一些从各个角度推测发生了急性心肌梗死的患者，进行冠状动脉造影的时候血管畅通无阻。其中，有一种可能，就是他们**曾经发生过冠状动脉血栓，使得大片心肌坏死之后，血栓自溶，从而血管重新畅通**。

对于已经证明或者经过推测大概率可能是这种情况的心肌梗死患者，其治疗等同于造影提示冠脉狭窄的患者一样，需要终生服用药物，并定期随访进行监控。

大马术后总体恢复良好，小马也趁机让我给他洗脑，不要一工作起来就没日没夜，案子就像患者，是永远也看不完的。经过这次打击，大马确实也收敛了不少，据小马说，每天最晚十点之前能回家了，周末也不大去事务所加班了。

讲完大马的用药，我们不约而同提到博文。

小马说："博文也去了，蕾蕾，如果疫情还是不能控制，我们妇产科估计也得上！"

还真是的，恶性传染病让人无法掉以轻心，关闭离汉通道相当于壮士断腕，国家和人民做出如此惨烈悲壮的决定，还不是因为迫在眉睫。在这种时刻，只要是医生，就绝没有退缩的理由。

"只是，不知道博文现在在那边情况如何。"我说道。博文前面只对我回复了关于量表的修订。

"她应该还好，说是在金银潭医院遇到了好几个熟人，有一个是你们医院心内科的，是你同事。"看样子小马比我跟博文联系得更加密切。

我随口应答："对啊，我们韩卓敏也去了。"

小马继续说道："韩卓敏实在太不容易了，唉，我原本觉得我家大马心梗倒了血霉，没想到比我们惨的人多的是。"

我挑起眉毛："你认识韩卓敏？"

"对啊，蕾蕾，你不记得了，她以前在南京，小龙出事的时候，她就陪着博文呢。"

"卓敏咋啦？"我脑子转过弯来，"为啥你说她比你家大马还惨？"

小马惊讶道："他们家的事情，你不知道吗？"

"他们家发生了什么事？卓敏怎么从来没说过？"我疑惑地问道，"小马，你是指她老公那次中风？"

"那……她可能不愿意让同事知道吧。"小马闪烁其词，"不是她老公。唉，你还是问她自己吧。"

小马不肯说，我也没办法，只好不情不愿地挂了电话。

可是，韩卓敏家里究竟出了什么状况呢？

我东想西想，倏然心中一惊，卢晓恺这几天反复胸痛，别也来个冠脉内血栓形成吧？不怕一万，就怕万一，对于心肌梗死，再小心谨慎都不为过，看样子过会儿我还是再主动问他一下。

我加快速度回复好邮件，正要联系卢晓恺呢，却先接到了韩卓敏的电话。

"蕾蕾，晓恺去医院急诊了。"她说。

"还是胸痛？"我顺带看了一下时间，不知不觉已经晚上九点了。

"对，刚才查了心肌酶谱，肌钙蛋白轻微升高。"

这下我紧张了："为了保险起见，晓恺还是做个急诊冠脉造影吧，万一突发血栓呢。"

我这可不是空穴来风。在老百姓的心里，只要发生急性心肌梗死，医生肯定立马能诊断，不但有心电图，还会抽血化验，检查下来绝不会漏诊。

但实际上，**急性心肌梗死时心电图的表现多种多样，可以表现为 ST 段抬高，也会呈现为 ST 段压低；有些出现 Q 波，有些则没有；还有一些首先表现为心脏传导阻滞；更有甚者，有些心梗的超急性期，患者的心电图可以巍然不动，发现不了明显的异常。**

而血液中心肌损伤标志物的波动也是有时间性的。

心肌损伤标志物主要包括肌钙蛋白、肌酸激酶和肌红蛋白。急性心肌梗死时因心肌细胞坏死而释放出心肌内多种成分，因此测定血清中心肌损伤标志物对诊断急性心肌梗死和评价溶栓后效果有一定价值。

但这些指标升高和达到峰值浓度的时间从几小时跨越到数天，在不同人身上还存在个体差异，所以，**对于怀疑急性心肌梗死的患者，我们如果一开始没发现心肌标志物升高，一般会让患者在急诊室等候，隔几个小时重新复查心电图和心肌标志物，确认没问题之后才能放行回家。**

现在，卢晓恺的肌钙蛋白虽然是轻微升高，也不能等闲视之，按照我的意见，应该做个急诊冠脉造影，或者，至少在急诊留观，动态观察心电图和心肌标志物的变化。

没想到，韩卓敏语气异常坚定地说："他今天必须回家。"

我更加诧异了："万一他真是心梗，回家可就麻烦大啦。"

韩卓敏稍作思考："那就做个冠脉 CTA 吧，没问题他马上回家。"

我心中升腾起一万个问号。一不做二不休，我打开天窗说亮话："晓恺为啥一定要回家？卓敏，你们家出了什么事？"

我生怕她不回答我，抢先补充道："刚才杉杉跟我说了！"

我亮出小马的名字之后，韩卓敏那边就没声响了，过了好一会儿，才听到她幽幽的声音："是杉杉啊，我还以为是博文跟你说的呢。"

"心中的黑狗咬住我不放"

蕾蕾，前面你让我发我们家的电话和嘉琛的手机号码。信息我看到了，但是一直没回复。你肯定对我和老卢有很多困惑。确实，三年来我们家发生了一些事，以前我不希望同事知道，但现在，在生死面前，我忽然全都想开了。

自新冠疫情暴发以来，全国人民支援武汉，医院餐厅的伙食很丰盛。从早上一直忙到现在，我真的饿了，一口气吃了很多，还去添了饭。说起来也挺可笑，这么长时间，我一直胃口很差，想了那么多办法，却是到了武汉，才算真正解决了这个问题。

蕾蕾，我现在挺好的。今天武汉阳光普照，宾馆里面很安静。今天的工作也很顺利，两个重病号今天病情都有起色。这场战斗，我们的优势逐渐显露，而且，还有更多的援军加入，我们的信心越来越足。

蕾蕾，我知道，不只是你，所有人，都无法理解我跟老卢。

是啊，一个中年妇女为什么要主动请缨来到武汉一线？这里确实情况危急，但我们有很多优秀的同事，我是争取一定要来的。因为我觉得，面对这种史无前例的传染病，在摸索临床诊治流程的同时，也需要深入开展实验室研究。当我得知这个病毒不仅引起肺部症状，还会引发心功能障碍，我就预感到我应该来到这里。我坚信这二十多年来的临床实践会成为我的优势。我当年博士毕业课题，研究的就是病毒性心肌炎和心肌病。

在这里的每一天充实而振奋，而我又常常要面对内心深处的黑洞——我从来没有想过，嘉琛会生病。

他一直是那么暖的小孩，从一点点大就听话懂事。我跟老卢工作忙，他小的时候，我妈跟着我们带他，烧饭给他吃，他晚上跟外婆睡觉。小学四年级的时候，我妈得了肠癌，他那时候就知道放学早点回家陪外婆说话，给外婆喂水喝。后来上了初中，我都不用管他，他会自己买饭吃，还能帮忙照顾家务。

这孩子，从小到大，就没让我操过心。上学也不用管，老师都喜欢他。他心地善良，跟同学不管是谁都能处好关系。逢年过节，跟着我们走亲访友，也都很有礼貌，真的，没有人不喜欢我儿子。我曾经以为，我是一个中了大奖的妈妈，上天给了我这么一个听话懂事的小孩。

可是，就当嘉琛上了高中之后，他渐渐不爱讲话了。我跟老卢都没在意，我们自己上班本来就很忙，再说高中学业重，孩子又大了，我们以为这是一种正常的转变。我还曾经跟老卢开玩笑说："你儿子现在都不睬我们了，是不是在学校跟喜欢的小姑娘讲话讲太多了？"

我从来没有想过，生活会突然反转，从白昼变成永夜，甚至只用不到一天时间。

三年前的圣诞夜，我预订了滨江一家嘉琛最喜欢的德国餐厅，平时一家三口各忙各的，圣诞到了，我们找个由头去好好大吃一顿。

那天我到家的时候，老卢还没回来。我在客厅收拾东西，对嘉琛说："我们要不先去餐厅吧，让爸爸直接过去跟我们会合。"

我讲了两三遍，嘉琛没有回应。我心想这小孩怎么了，妈妈说话也不答应，就推开嘉琛的房门。

嘉琛房间里没有开灯，这个小孩在搞什么鬼？我站在他房门口看着他，嘉琛站在墙角，天暗了看不清楚，他忽然蹲了下去，坐在了地板上，两只胳膊死死抱紧了自己。

我心中非常疑惑，不明白究竟发生了什么。我闻到了一种熟悉的气味，但一下子反应不过来，究竟是什么味道。

我伸手打开嘉琛房间的灯。

我生命中的一部分，在灯光亮起的那一刻，死去了。

嘉琛房间的地板上，一道一道血迹。

我刚才闻到的气味，是从我儿子身体里面流淌出来的血液的腥气。

我儿子就那样佝偻着缩在墙角，他用血迹斑斑的胳膊抱紧他自己，脸色苍白，眼神空无一物。

时间在那一刻凝固了，我甚至无法说服我自己，那是我儿子，那是我的嘉琛。

我不知道那时我有没有哭。因为我全部的感知能力都已经不翼而飞，我不知道我是谁，我也不知道我在哪里，但是我知道，这个缩在墙角、撸起的胳膊上一道一道划痕、正在流血的孩子，是我的儿子，是我怀胎十月生出来的孩子，是我血和肉的一部分，是我跟老卢血脉的相连。

我看着嘉琛，嘉琛也面对着我，但是我不知道他是不是在看着我，因为他的脸上、他的眼里，一片空白。

不知道过了多久，我再也承受不住我自己的体重，终于跪到了地上，我没办法说话，匍匐过去摸到嘉琛的手。他胳膊上用美工刀划出的伤痕还在渗血，而且，在新鲜的划痕当中，还有一道一道的疤痕突起，陈旧的，狰狞的，可怕的。

两只胳膊都是如此。

我的手冰冷冰冷的，嘉琛的手也冰冷冰冷的，我们仿佛不是在自己的家里，而是裸露在寒冷的荒郊野外。

这种冰冷的力量控制住了我们，也控制住了后来到家的老卢。

那是有史以来最冷的圣诞夜，那种深入骨髓的寒冷，将我们家冰冻在了最黑的深渊，我们无法发声，动弹不得。

嘉琛得了抑郁症。我们带他去了宛平南路 600 号，确诊为重度。

韩卓敏一口气说完。

悄无声息地，嘉琛那个小孩的脸庞在我眼前清晰显露。他继承了韩卓敏的脸型和身材，有一双大大的黑眼睛，毛茸茸的浓密睫毛。小时候跟 Happy 一起在医院的暑托班玩，会把带来的零食分一半给 Happy 妹妹。

因为医生护士下班都没个准点，我们医院工会在每年的寒暑假都会将医院的一个会议室开辟为寒假暑假托儿班。医院这个非常简单的举措，解决了很多同事的后顾之忧。

上托班的孩子大多是幼儿园或者小学阶段的年纪，上中学之后，就不愿意再到医院托班跟很小的小朋友混在一起。所以，在我的记忆里，卢嘉琛还是那个十多岁的小男孩，眼睛明亮有光，看到长辈总在第一时间打招呼，跟我们家一疯起来就无法无天的 Happy 形成天壤之别。

那么乖巧的男孩，得了重度抑郁症？

这种心理疾患隐蔽迁延，英国首相丘吉尔曾这样形容："心中的抑郁就像只黑狗，一有机会就咬住我不放。"由此"黑狗"（blackdog）便成了英语世界中抑郁症的代名词，不知有多少人被从心中蹿出的黑狗死死咬住，躲在暗夜中哭泣。时至今日，抑郁症已然成为这个世界的隐形杀手，伤害到很多人。然而，我们却始终没有完全弄懂抑郁症的发生机制。

生命如此美好，却也如此脆弱。上天以如此惨烈的方式，颠覆了韩卓敏和卢晓恺的全部生活。

就好像，他们一家原本开着车在春光明媚的山道上盘旋向上，忽然之间，山体崩塌了，那种速度、那种巨响、那种惶恐，史无前例，亘古未遇。

韩卓敏既往引以为豪的一头浓密黑发很快斑白。夫妻俩休了年假，带嘉琛四处求医。

理智告诉他们，上海市精神卫生中心的诊断不会出错，但作为父母，他们拒绝相信。他们带着嘉琛去了北京。就像溺水的人，希望能够抓住一根水草，哪怕水草再柔弱无力，也能带来一丝缥缈的希望。

但北京求医的过程让他们体会到的是作为患者家属撕心裂肺的痛苦、绝望与煎熬，经过一个月的颠沛流离，他们才逐渐正视残酷的事实。

嘉琛生病了。他必须休学，要服药控制抑郁症，同时辅以行为治疗。唯有如此，才能缓解他的自杀倾向。他必须有人陪伴照看，最乐观的疗程也以年计算。这是经年累月的煎熬，而且，没有退路。

　　在重重煎熬和重压之下，卢晓恺房颤脑梗了。老卢的脑梗让他们更加惶恐，衰老的自然规律不可抗拒，花开有时，落亦有时，但当他们落下的时候，嘉琛怎么办？

　　最近一年嘉琛的病情总算得到了控制，好的时候跟既往差不多，也能跟我们说说笑笑的，他知道自己生病了，还说等情况再改善一些，他想继续考学，他想选心理学，跟着许博文阿姨学习，先把自己的毛病给治好，再去帮助其他痛苦的患者。博文也来武汉了，就住在这个宾馆。她跟我说起过，你们是大学室友。

　　嘉琛每天等我下班，他喜欢在很晚的时候，让我们陪着出去骑车，从滨江骑到徐家汇，在夜深人静的街道上快速飞驰。

　　临来武汉的晚上，下起了小雨，但那天嘉琛的兴致特别高，我陪他一路骑到永嘉路，又原路返回，途经宛平南路零陵路的时候，正好就要转红灯，嘉琛在路灯绿转红的瞬间，驶过了路口，我被红灯拦住了，他非常得意地回头看了我一眼，哈哈笑了几声，继续往前骑。

　　在寂静的夜色中，在渐渐增大的雨点中，我看着我唯一的儿子，像一只轻盈的小鸟，越变越小，离我越来越远，变成了一个看不太清楚的小黑点。我在宛平南路路口上海市精神卫生中心大门的灯光下，再也控制不住，无声地抽泣起来。我多么希望这个时刻能够发生奇迹，只要能让我儿子恢复到往日时光，哪怕这雨水这泪水是硫酸，我也愿意待在这个时刻，让自己一点一点被侵蚀融化，只要我最后的目光能够看到嘉琛健康的背影。

　　蕾蕾……我甚至想过，如果我殉职了，组织上一定会照看嘉琛……

我静静坐着，没能意识到卓敏停了下来。清冽的夜晚令人无比清醒，她的话语好比火山爆发之后的熔岩，滚热翻腾之后，留下险峻坚硬的轮廓。

虽然远隔两地，但我毫无距离地感受到了卓敏心中的想法，也完全理解了她的做法。

作为父母，她和老卢做了他们认为的最好的选择。生活永远是现实的，嘉琛看病需要钱，嘉琛以后的生活也需要保障，所以她和老卢变成了两只没有脚的鸟，只能一直在空中盘旋飞翔，他们觉得唯有如此，才能看到护雏的希望。武汉，对于卓敏，是一个意义不平凡的战场。

在那一刻，我为他们在心里祷告，祝愿疫情尽快得到控制，卓敏平平安安回家，老卢如愿获得国自然资助。我衷心祝愿他们心想事成，上天亏欠了他们那么多，给予再多的弥补也是应该的。

毕竟，为人父母，这个世界上，还有什么比唯一的儿子更加珍贵？

挂了电话之后，我第一时间拨通了正在急诊当班的吴译蕴的电话，让她以最快速度安排卢晓恺做冠脉 CTA 检查。

心肌缺血都要放支架吗

万幸的是，卢晓恺做了冠脉 CTA，提示血管病变没有进展，跟之前一样，有点冠状动脉粥样硬化，但不严重。

我总算松了一口气。

吴译菡接着说："晚上韩卓敏老师也打过电话了，卢老师今晚得回家。"

我无奈地说："再复查下心电图和心肌标志物吧，看看肌钙蛋白的情况。"

吴译菡答应说："程老师，我刚才就让卢老师去抽血了，结果过会儿就能出来。"

吴译菡是我们心内科的年轻同事，也是我非常喜欢的一个姑娘。而且，她也是我们这次开发肿瘤患者心脏毒性评估小程序的主力军。

这姑娘个头高高的，平时不声不响，脑子极其聪明，而且手脚麻利，做事特别靠谱。我们这次小程序的事情，主要靠她跟王焱一起磨合。心脏毒性评估说穿了就是一个量表，表格中是十余项指标，每个指标具有不同的权重。拿乳腺癌患者举例来说，如果为绝经后，得 1 分；如果为左侧乳腺癌接受过放射治疗，得 2 分，以此类推，最后得出一个总分，根据这个总分划分心脏毒性的危险程度。

量表中每个指标的得分多少，可不是随意制定的，是我们根据临床经验积累，并且广泛查阅国内外文献资料，然后大家聚在一起讨论乃至争论了好多次得出的结果。

饶是如此，我们也不能完全保证其精准性，还要进行实战检验。所以，这段时间吴译菡下班之后，就一头扎进病历库，对我院既往的乳腺癌患者病历进行回顾性分析，对每个患者跟踪其后来是否发生了心血管病变，以此对量表进行校正。

小程序的进展顺利，一方面是王焱给力，另一方面更多地有赖于吴译菡。

吴译菡这个小姑娘人不可貌相，看着身体挺瘦弱，里面却蕴藏着巨大的能量。她同时能做很多事，这几个月不但在急诊翻夜班，下班了查病历完善小程序，轮休的时候还给韩卓敏的手术打下手当跟班。

有次我偶然问她："你这样身体吃得消吗？"这姑娘笑笑说："还行，趁年轻多做点事，您跟韩老师都教我很多。"

总而言之，吴译菡就是那种让人一眼看到就喜欢得不得了的姑娘。

这不，半小时后，卢晓恺的肌钙蛋白检测结果出来了，比傍晚的时候有所下降，现在基本降低到正常值临界范围。

吴译菡说："卢老师应该没事。大多数心肌桥都是良性的，不大会引起特别的症状，重度的压迫才有可能致病。他最近很忙很累，没休息好，而且今天还出去骑车了，应该是心肌桥压迫造成的，休息一下应该会好。"

我听到"骑车"两个字，心中一动，韩卓敏说的嘉琛让妈妈陪着一起骑车的话语在耳边回响。卓敏去武汉了，卢晓恺接着陪儿子骑车。今天这么冷，他们家在江边，气温更低，真是辛苦了，回去还要做饭照顾孩子，他呀，就是累的！

我正感慨呢，吴译菡咯咯轻松地笑了几声："一开始我还担心，卢老师不会冠脉夹层了吧！"

她说得没错，刚才我也觉得要排除这个诊断。

我们的冠状动脉血管好像洗澡莲蓬头连接的软管，分为内、中、外三层血管壁，这三层血管壁的组织构造有所不同，相互粘连在一起，既能保证管道的坚韧性，又能使血管具有弯曲度。

但在某些情况下，血管壁内的微血管破裂，致局部血肿形成，并进一步扩大，引发内膜与中膜分离。由于管壁变粗了，相应凸向血管腔内，压迫血管变扁、管径变细，血流继而不畅，导致缺血和急性心肌梗死。

大部分冠状动脉夹层分离是自发性的，就是突然会自己发生。自发性冠状动脉夹层最常见于中年女性。统计显示，87%～95%的自发性冠状动脉夹层为女性患者，发病平均年龄为44～53岁，但从十几岁到九十多岁均有报道。

有研究发现小于50岁的女性冠脉缺血患者中，有1/3的病因是自发性冠状动脉夹层。妊娠相关自发性冠状动脉夹层占自发性冠状动脉夹层总病例的1/10左右。与妊娠相关的心肌梗死中一小半其实不是血管堵塞，而是自发性冠状动脉夹层，其主要发生在产后一周内。

但这并不意味着男人就不会发生冠状动脉夹层。

冠状动脉夹层的临床表现与心肌梗死相类似，也会胸闷、胸痛，心电图也可能表现为心肌缺血，同时肌钙蛋白等指标升高。

所有的血管夹层，都好比贴在最里面的一层塑料膜剥脱了，这层破碎的膜漂荡在管道内流动的液体中，会兜住、妨碍血液流淌。

对于冠脉夹层，不能贸然植入支架，否则可能适得其反，由于机械应力，使得夹层进一步撕裂。而是要在严密监测下采取保守治疗，就是用药物监护病情的发展。大部分效果还不错。当然对于严重的、夹层范围广泛的患者，还是建议手术治疗。

说着说着，我心情也放松了："是啊，不查清楚总归不放心——唉，他们家也太不顺了。"

"嗯嗯，"吴译菡说，"卢老师以后还是得当心，不过也不能不陪他儿子骑车。"

我心里咯噔一下，吴译菡也知道嘉琛生病的事？

原来，吴译菡在急诊遇到过嘉琛。

嘉琛确诊之后，有一段时间病情明显好转，还重新拾起了书本，说等暑假结束他想回学校复读。韩卓敏就大意了，因为孩子生病，她两年多没外出开会，正好北京有个冠脉研讨会，她跟卢晓恺商量了一下，周五下午去，周六晚上就回。

没想到，等她在北京大兴国际机场一落地，手机上 18 个未接来电，有 10 个是卢晓恺的，还有 8 个是吴译菡的。

原来在她登机之后，卢晓恺下班回家，发现儿子口吐白沫晕倒在地。他把抗抑郁药"盐酸氟西汀"和"富马酸喹硫平"各吞服了二十几片。卢晓恺慌乱地连家门都忘了锁，抱着儿子坐上了呼啸而来的救护车。

那天吴译菡正好在急诊，帮卢晓恺跑前跑后。幸亏发现及时，给嘉琛灌了两升水催吐。

吴译菡说，她原本跟韩卓敏家就很熟悉。我也想起来，吴译菡是南京人，跟韩卓敏是同乡。

吴译菡又说："程老师，我正好要跟你讲一件事，下一批援鄂医疗队开始报名了，韩老师让我去。不过你放心，我去了武汉也一样可以校对小程序量表的。"

啥？吴译菡也要去武汉？

新冠疫情当前，救死扶伤医生义不容辞，但说句心里话，同事们大义凛然坚决要求前赴一线，像韩卓敏那样的，不多；退缩畏惧不敢的，几乎没有；大多数都是一颗红心两种准备，听从组织的召唤与安排。长江中游那座城市，存在着太多不确定因素，我们有英雄气概，但医生也是人，也有七情六欲家人牵挂，说毫无牵绊一往无前，那不符合事实。

我说："译菡，你是女生，估计不会批准你的。"

没想到吴译菡说："韩老师建议我一定去。"

听了这话，我一点头绪都没有了，韩卓敏这是怎么了？今晚的一番沟通，她跟卢晓恺我充分理解，可是，吴译菡这姑娘为啥一定要去武汉？

如果真是韩卓敏让吴译菡去武汉，我持保留意见。除了课题因素之外，科室里还有那么多经验丰富和年富力强的男同事呢，没必要让年轻姑娘冲在最前面。

不解归不解，我也不好多说，卢晓恺的事情总算暂告一段落，我看了看手机上的时间，已经十点半。时间不早了，我关上电脑，到厨房烧了点开水，跑进 Happy 房间嘘寒问暖，她正在解一道数学难题，对我说："老妈你不要没事就跑进我房间，我的思路都被你打断了！"

我马上想到下午这个小孩干的好事。

我正在书房争分夺秒，她先是推门进来问我："老妈你累不累？"我这个老母亲的心里一阵欣慰，我女儿会对妈妈嘘寒问暖了！过了一会儿，她又推门进来："老妈你渴不渴？"我说："不渴。"她说："你待会儿渴了喊我给你倒水！"我扭头看了看窗外的太阳，今天还是从东边升起的呀。再过了一会儿，她再次推门进来："老妈你肚子饿了吗？"我这下觉得不太对劲，瞪着她的脸，想看她在耍什么花招："你啥意思？"

Happy 狡黠地大笑起来："我就问了三遍，你就嫌烦了，是吧？可你经常跑进我房间，不停问这问那，我写作业的思路经常被你打断！"

原来如此！这小孩现在居然会以其人之道还治其人之身了！

不过，孩子大了需要空间，我这个当老妈的也只能努力控制自己。今天憋了一晚上，临睡前去关心一下总不为过吧，没想到还是碰了一鼻子灰。

我悄无声息地关上了 Happy 的房门。

老刘还在卧室的台灯下埋头苦写，我躺下戴上耳塞和眼罩，这样就不受干扰了。

海绵耳塞隔音效果非常好，现在的我躺在一片黑暗寂静当中，却睡不着。我的思绪凌空飞扬，仿佛看到了韩卓敏、博文，还有苏妈，她们现在还在金银潭医院的重症病房里忙碌着呢。

我看到了武昌、汉口、汉阳，我国中部六省唯一的副省级市灯烛辉煌，但阒寂无声。凛冽的寒风从空空荡荡的商业街道卷起枯黄的落叶，盘旋又落下；十字路口，红灯绿灯毫无意义地轮番变换，却一天也迎接不到一次碾过的车轮；在一座座大楼、一幢幢建筑中，人们含着泪水咬紧牙关，他们以血肉之躯筑起封锁病毒新的长城。

我还看到了正从全国各地奔赴战场的医务战士，他们从来没有想到过自己是逆行英雄。他们当中的绝大多数都不会在历史中留下姓名，这些平凡的父亲、母亲、儿子和女儿觉得自己只是在履行应尽的职责。

当然，还有武汉的医务同道们，他们战斗在疫情第一线奋不顾身。今天有一张在网络上刷屏的照片，一位年轻的护士，已经连续两周没有回家了，好不容易有半天休息，为了最大限度切断传染途径，她与丈夫约好，在家附近的十字路口碰面。丈夫事先准备了饭菜，放在路边，她到了，蹲着一边吃一边看着十米之外的抱着女儿的丈夫。他们年纪不大，看上去30岁上下，丈夫抱在怀里的女儿只有三四岁，穿着鼓鼓囊囊的羽绒服，脸上戴着小口罩，两只胖乎乎的小手朝妈妈伸着，她实在无法理解，妈妈为什么不过来抱她……

这场战争对所有医务人员吹响了集结号，而武汉同道，是坚守腹地的尖刀连。

想到这里，我拔下耳塞，摘下眼罩，一屁股坐起来问老刘："你还记得毛济吗？"

怪只怪冠状动脉跑岔了道

老刘头也不回，说道："我老早跟'小河南'联系过了！"

"小河南"是毛济的外号，他一直喊我师娘。

在医院里，如果不知道对方的称谓，喊"老师"准没错，不管男女老少，"老师"都是一种尊称，就算喊错了，对方也不会不高兴。但毛济的称谓别具一格。

他以前是老刘他们医院的进修医生，虽然老刘是泌尿外科，小河南是麻醉科，但外科其实天天跟麻醉科混在一起，大家都不是外人。10多年前，从武汉来上海进修学习的毛济从其他老师那里听说刘医生的老婆，也就是我，在中山医院心脏超声诊断科工作，就在老刘上手术台前洗手时，跟老刘从无到有套近乎。

话说那时候还没长出肚腩、自以为风度翩翩的老刘正对着水槽刷手呢，忽然从旁边冒出来一位个子不高，穿着蓝色手术衣裤，戴着眼镜、帽子和口罩，一脸黝黑的小伙子，操着一口河南腔搭讪道："刘老师，听说咱师娘在中山医院做心超？"

老刘手一抖："师娘？"

这位河南腔很热情地点点头："对呀，我听其他老师说的！"

老刘这才反应过来："哦哦，对的，我太太确实在中山医院，怎么了，你有患者需要找她？"

河南腔继续很热情地凑近说："是我自己心脏不太好，这次来上海了，想彻底查个清楚！"

自己的同道提出要求，我们当然尽量提供帮助。就这样，"小河南"毛济来到了我们医院。那时候，毛济刚刚研究生毕业，也就二十四五岁。他家在平顶山市郊农村，家里还有两个哥哥和一个姐姐，家里老么原本就受父母宠爱多一些，更何况他是家里念书念得最好的，哥哥姐姐没一个能读到高中，而毛济一路读书读上去，不但考上了新乡医学院，还一鼓作气考研去了武汉，他爹妈和哥哥姐姐在老家说起来可体面了。

毛济虽然会念书，但打小就有个胸痛的怪毛病。而且，老毛家的孩子个个人高马大，就毛济明显比哥哥姐姐矮小，爹妈总是心疼地说，老四还不是念书给念伤了！他只要回家，爹妈就杀鸡炖汤使劲补，但是，他还是会胸痛。

毛济在读书期间去看过病，可每次都查不出个所以然。

我给他检查完毕，问他："毛医生，你经常胸痛？"

毛济咧开嘴点点头："是的，师娘，我从小就有个胸痛的怪毛病，发作的时候还挺难受的，但是呢，也会隔很久不发，你看我到底是什么问题呢？"

我如实回答："你的左心室前壁好像发生过心肌梗死。"

毛济一骨碌从检查床上爬了起来："心肌梗死？"

"嗯。"我指着心脏超声诊断仪的屏幕，"你看，就在这里，左心室前壁的收缩活动减弱，而且室壁略微变薄，心内膜缘回声增强，符合陈旧性心肌梗死的表现。"说完，我仔细看了看毛济。按照道理，二十四五岁的男生没有理由发生心肌梗死。毛济体形不胖，生活作息也算规律，不抽烟不喝酒，体检"三高"都没有。"师娘，我没有冠心病的危险因素！"

我就问他："你回想一下，有没有持续性胸痛或者胸闷过呢？"

毛济皱起眉头认真回想，说还真有过，大概是准备考研的时候，人很累，精神上也比较紧张，考研之前的那年年底，他有一次在宿舍熬夜之后胸口非常闷，好像有人使劲把一块大石头压在他的身上，人也出虚汗。但是考前时间金贵，他也没去学校医务室，喝了两杯热水，埋头睡了一天，第二天好像没那么闷了，就继续刻苦攻读了。

那就对了。**不是每个心肌梗死患者都会发生典型的胸痛症状，心肌梗死还可以表现为胸闷、肩胛部不适、背痛、左侧上肢内侧疼痛、下颌疼痛甚至牙痛等症状。除此之外，还有一类"无症状心肌梗死"，就是冠状动脉血管病变导致心肌细胞缺血缺氧发生坏死的时候，居然也没有任何不舒服的表现。**

毛济问道："师娘，我觉得我应该是有问题的，你说有陈旧性心肌梗死，那应该就是陈旧性心肌梗死，可是，我为啥会心梗呢？"

我拿起一支笔，点给毛济看："我怀疑你是先天性冠状动脉起源异常，但是你的超声图像不是很清楚，我建议你做个冠状动脉造影。"

人体血液流经肺部回到心脏之后，颜色鲜红、富含氧气的动脉血，从左心室射出，进入主动脉。主动脉是全身血液循环的主干道，从主动脉不断发出颈总动脉、肾动脉、髂总动脉等分支，营养全身各处脏器。

　　在主动脉的起始段左右两侧与心脏接壤的地方，分别发出左冠状动脉和右冠状动脉，左冠状动脉又分叉成左前降支和左回旋支。冠状动脉左前降支、左回旋支和右冠状动脉，是保障心脏自身血液循环的三条生命线，无论哪一条出了问题，都是冠心病。

　　这三条生命线里如果长了垃圾，河道会淤积不畅。但这种情况，大多发生在中老年人身上。毕竟冠状动脉粥样硬化的发展进程相对缓慢，需要时间的积累，才能逐渐形成明显病变。一般来说，冠脉血管狭窄小于50%者，称为"冠状动脉粥样硬化"；而狭窄超过50%，则为"冠状动脉粥样硬化型心脏病"，简称为"冠心病"。

　　对于儿童和年轻人的胸闷、胸痛，需要排查先天性冠状动脉发育异常。

　　比如，有的人确实长了两根冠状动脉，也都从主动脉发出，但是这两根本该一左一右排列的冠状动脉挤在一边发出，譬如先天性冠状动脉畸形"左冠状动脉异常起源于右冠窦"。

　　在这种情况下，原本分开的两根血管从一个地方发出，就好比兄弟俩非要坐一张椅子，彼此都不舒服。而且，血管好像河流，其流域也是相当有讲究的，原本位于左侧的左冠状动脉从右侧发出之后，要额外穿行一段距离抵达左边的流域，途中经过主动脉和肺动脉的交界处。这种患者，一旦出于各种原因引起肺动脉增宽、扩张，肺动脉就有可能压迫周边穿行的左冠状动脉，使其内血流受限，心肌继而缺血，轻则胸闷、胸痛，重则心肌梗死，甚至会诱发猝死。

　　我们就曾经遇到过一例这样的患者，他平时一直挺健康，五十多岁的时候由于肺部疾患引起肺动脉高压，出现反复发作、难以缓解的胸痛。冠脉检查提示，他就是一例"左冠状动脉异常起源于右冠窦"，虽然冠脉血管本身没有狭窄，但随着肺动脉压力升高、肺动脉血管扩张，逐渐压迫到了穿行在肺动脉下面的左冠状动脉。及时进行手术纠治之后，症状马上缓解。

除了冠状动脉两兄弟挤在一起，有些小朋友还会发生先天性一侧冠状动脉缺如、冠状动脉瘤和先天性冠脉狭窄等问题，病变程度各不相同，最终结果都是导致心肌供血供氧不足。

毛济就是一例"冠状动脉起源异常"。他的右冠状动脉还是从主动脉根部发出，但左冠状动脉看上去好像是跟肺动脉连接在一起。

这应该是在胚胎发育的时候，冠状动脉犯迷糊了，不从主动脉根部发出，随便找根血管就接上了，拿肺动脉"有奶就是娘"了。

主动脉，肺动脉，一字之差，但两根血管当中流淌的血液可大不相同。主动脉里面流淌的是鲜红的动脉血，富含氧气；而肺动脉里面流淌的是暗红色的静脉血，二氧化碳浓度高。

这样一来，毛济左心室的一部分心肌其实一直处于缺氧状态，心肌得不到充分的氧气供应就会发作心绞痛，严重时来个心肌梗死。

不过，人的冠状动脉相当细小，一般近端最粗的地方也就 4～5 毫米，而且走行蜿蜒曲折，从体表超声看，不是特别肯定。

要确诊冠状动脉起源异常，金标准是冠状动脉造影。

发现线索之后，毛济在我院做了冠脉造影，证实了他的左冠状动脉确实从肺动脉发出。然后，做了左冠状动脉开口移植术，把从娘胎里就跑岔了道的左冠状动脉与肺动脉的开口缝闭，重新种植到了它原本应该在的位置——主动脉的根部左侧。

毛济来上海进修实在太值得了，不但学到了专业本领，还治好了自己的胸痛顽疾，他出院之后，一直很感念我和老刘。不过最近几年大家都很忙，联系得少了。

我刚才也是突然想到，做过手术的毛济，现在怎么样了？

老刘用后脑勺对着我说道："毛济说现在情况不是很乐观，他周围已经有两个同事'中枪'倒下，送进了监护室。你没看最新的报道吗，新冠病毒有可能通过空气中的气溶胶传播，防不胜防！"

我们的世界充满看不见摸不着的空气，但空气的成分不是只有气体，还悬浮着各种各样的气溶胶。

气溶胶是指悬浮在气体介质中的固态或液态颗粒所组成的气态分散系统。天空中的云、雾、尘埃，工业上和运输业上用的锅炉和各种发动机里未燃尽的燃料所形成的烟，采矿过程、采石场采掘与石料加工过程和粮食加工时所形成的固体粉尘，人造的掩蔽烟幕和毒烟等都是气溶胶的具体实例。

狡猾的新冠病毒居然能够以细小的气溶胶微粒为载体，随风播散，这则消息一出，我们的心情更加凝重了。

尤其是在医疗场所，万一有感染患者通过咳嗽和打喷嚏释放病毒，而这些病毒还能附着在空气中的无数微小气溶胶颗粒上，那真是无孔不入，医务人员感染的概率更加增大了。

我干脆披上衣服，靠在床上说："那得跟毛济说，他自己心脏修补过的，别太逞强——唉，他们冲在最前面，我们在后方，也不知道能帮什么忙。"

老刘这才转过头来，瞟了我一眼："车到山前必有路，会有办法的。"

忽然，他的两只眼睛炯炯放光，激动地说："程蕾蕾，你躺着别动，我马上就来——"

我被他唬得不明就里，他还在说："就这个姿势，千万别动！"

说时迟那时快，只见老刘一个健步朝我扑来："这个天气怎么还会有蚊子？你看到了吗？对！你就是'诱饵'，看我的电蚊拍！"

没有心的人，活着也是空的

老刘打完蚊子，颇有成就感，终于肯正面对着我了："你说巧不巧，苏妈正好去了毛济他们医院呢。"

"金银潭？"

"对啊，苏妈说的，遇到了毛济，还有你们医院的同事。"老刘说，"逗哥你别担心，她家有钟点工阿姨每天去烧饭。"

"现在不是每个小区都封掉了，哪里还有钟点工阿姨？"

老刘说："她家钟点工是用了好几年的很熟悉的阿姨，原本春节要回老家的，但是疫情来了不是回不去了吗，就又去他们家烧饭搞卫生了。还是阿姨主动找的苏妈，说：'我还要付房租，苏医生你看我就做你们一家行不行？我也不乱跑，不会感染病毒的。'苏妈一听，正中下怀，就请她每天做半天五个小时。他们小区物业也知道苏医生去武汉抗疫了，这个阿姨一直进进出出不是外人，也就网开一面给阿姨办了出入证。"

"这可太好了，逗哥外公有哮喘，这样就用不着出门了，老人待在家里最安全，也能看着逗哥写作业。"

老刘乐了，说："外公待在家里安全不假，但看着逗哥那就算了，连他爸都管不住他。不过华为男有华为男的好处，他虽然搞不定儿子，但是给家里装了摄像头，直接连接到苏妈的手机上，现在苏妈除了去医院上班，其余时间就在宾馆远程遥控逗哥做功课，抗疫管娃两不误！"

我也乐了："这可真是'科技改变生活'！"

老刘接着说："这样也帮到那个阿姨了，疫情一来，人口流动受限，影响到很多人的生计。"

说了这么些工夫，已经十一点半了。老刘朝门外努努嘴："你去吼下你的娃吧，到现在灯还亮着呢！"

我一看，可不是吗，Happy 还在书桌旁坐着，丝毫没有想去洗漱的样子。

这个疫情在家啊，大人小孩都日夜颠倒，长此以往，肯定不是个办法。Happy 正是长身体的时候，半夜不睡早上不起，生长激素分泌会紊乱的！要保持健康的体态，就要坚持正常的作息规律，这个规律亿万年以来老祖宗通过自然选择，已经形成定势。再说了，人类的本质是一种动物，身体构造最适应白天活动晚上休息。非要强行打破这个时间曲线，会引发各种功能失调的。

就拿我经常遇到的一些年轻患者来说吧，虽然大多是心悸早搏，不是什么大毛病，但了解到他们每天午夜睡觉、早上赖床的习惯，程医生（程阿姨）总归要多讲几句，还不厌其烦给他们打比方，好比你我都怀揣 200 块去饭店吃饭，但我是上午十一点半去的，你是下午三点去的，虽然我俩都能吃上饭，但菜品肯定是不一样的——因为下午三点钟，大厨都休息啦，不会专门为你起油锅的——同理，晚上睡觉的时候不仅仅是眼睛闭上休息，人体各种腺体还会在相对固定的时间分泌各种激素，只有坚持早起早睡，才能让这些生物规律发挥最大和最好的效应。

总而言之，到什么时间就应该干什么事！

在这里插句题外话，Happy 有一次给我看她的微信，啥"喝最浓的咖啡，敷最贵的面膜，熬最深的夜"，简直一派胡言，熬夜绝不值得提倡，更不值得炫耀，睡眠质量直接关联生命健康，而且熬夜还是一种明确的致癌因素，常年日夜颠倒的人比正常人短寿，这在临床上早已获得验证。

像我们医生护士翻夜班那是职业要求，不得已而为之，只要自己能够调整，奉劝大家准时作息，爱美的年轻姑娘特别要想清楚，充足的优质睡眠比名牌化妆品不知道管用多少倍！

尤其是儿童和青少年，身体还在发育阶段，调控发育的生长激素恰好是在晚上十点以后到凌晨之间分泌最多、最旺盛。因此，在这个时间段，一定要保证有良好优质的睡眠。而自从疫情以来，Happy 从来没有十点之前入睡过，老妈苦口婆心讲了好多遍，就是不听！

我摇摇头，挂下脸来说了几句。Happy 看我脸色不豫，识时务者为俊杰，不情不愿地去洗澡了。

这么一折腾彻底睡不着了，我东想西想，一会儿想想吴译菡要是真去武汉了，小程序研发后面该怎么进行？不过，应该天无绝人之路，我们也可以借鉴苏妈的办法，来个远程视频对接；一会儿又想到韩卓敏，她秉性还是太要强，孩子出了这么大的事，跟我们从来闭口不提，其实人与人需要交流，不管多大的困难，大家伸出援手一起想办法，总归会顺利一些；又想到博文，闹了半天嘉琛一直在她那里随访，她居然从来没跟我提起过，不过这也难怪，心理医生必须保护患者的隐私，这些年来，藏在博文心里的故事应该堆积成山了吧。

博文刚去武汉的时候，我问她："金银潭有心理问题的患者很多吧？"

"是啊。尤其是那些白发人送黑发人的，小孩死了，父母就不愿意活了。好不容易打呼吸机救回来，但他们自己没有求生的欲望，再怎么用药效果也不好。"博文回答道，"医生护士的状态也受到很大影响，有两个年轻的护士，20岁都不到，自己还是个小孩呢，来到这里，不断地抢救、插管、告别……各种场景触目惊心，昨天还能互相对话的患者今天突然呼吸衰竭，她们哪里承受得住，也开始失眠烦躁。"

所以，抗疫是双重防线，第一道是身体的，第二道是心灵的。

博文到了武汉就在金银潭各个病区深入访谈调研，还跟同事们筹划撰写《上海援鄂医疗队心理援助方案》。除了自己亲力亲为看患者，还发动大家一起传递心理科普知识，这对于医患双方都是极大的安慰和鼓励。

"抗疫早期是'救命'，后期是'救心'。"博文说道，"没有心的人，活着也是空的。"

我在床上躺着反正睡不着，索性看微信。

就在五分钟前，博文发来了信息："蕾蕾你睡了吗，我觉得乳腺癌心脏毒性小程序里面的心理状态选项最好再调整一下。"

我立即拨打博文的电话，跟她讨论了几句，说完工作我忍不住提起韩卓敏："今天卓敏跟我讲了她儿子的事情。"

博文深呼吸了两下，说："她终于走出来了。"

抑郁症，被称为"心灵的感冒"，也存在"传染"的特征。也就是说，一个家庭一旦出现抑郁症患者，其家属和亲人也会受其行为、情绪和思维方式的影响。

韩卓敏和卢晓恺在逐渐接受儿子生病的时候，也出现无法入眠的情况。一开始夫妻两人互相安慰，但丧失正常睡眠功能之后，两个人都变得非常倦怠烦躁。他们去开了安眠药，一天晚上，卢晓恺吃了酒石酸唑吡坦片之后睡着了，韩卓敏不想吃，她弄完孩子，半夜坐在客厅沙发上发呆，坐着坐着，忽然发现卧室的门被打开了，卢晓恺悄无声息地闭着眼睛走了出来——那一刻，韩卓敏震惊的同时忍不住双目涟涟，她意识到，他们自己也要求助博文了。

是药三分毒，每一种药物都有副作用。不管是降压药还是安眠药，对于老百姓来说，都是药，但其实每一种药都自带特性，有时候对于疾病的治疗，往往在于药物之间的细微差别。譬如，氯沙坦、缬沙坦、坎地沙坦、奥美沙坦都能降血压，但如果患者同时合并高尿酸血症，那么选用氯沙坦，不但能控制血压，同时还能降低血尿酸浓度；此外，同样都叫沙坦，但它们的降压功效是不同的，在这几个药物当中，奥美沙坦的降压幅度最强。

以此类推，安眠药也是一样，不能睡不好就去随便开点药，而是应该正规就诊，根据具体病情、合并症情况等进行个体化选择。

自从那次酒石酸唑吡坦片让老卢梦游之后，夫妻俩也找博文进行了心理疏导。虽然他们自己就是医生，但术业有专攻，即便他们是经验丰富的心内科和肿瘤内科医生，知识面也够不到那个领域，精神类疾病必须进行专业诊治。

只是，韩卓敏自尊心那么强，即便走到了悬崖边上，也实在不想让别人知道她儿子的事情。

"她终于能够倾诉了。"博文又说了一遍。

倾诉就是释放。

在武汉的日日夜夜,对每位医务工作者都是火线上的洗礼,韩卓敏在这里换了一个角度观察她所在的世界。

每一天,来自各方的同事步伐迅速地奔向重症病房,动作整齐划一地换上累赘沉重的防护服,互相举着记号笔在彼此的背后写上辨识的字符,同姓的后来者就在名字中取一个字。防护服把人罩得密不透风,这样好让他们能从背后的字识别是哪位同事。

每一天,他们坚持工作十几个小时才从病房出来,脱下防护服的时候,内衣都湿透了;口罩在他们稚嫩的、年长的、好看的、普通的脸上勒出了深深的印痕,由于长时间闷在防护面罩和口罩下面,平时爱惜容颜的护士姐妹们的脸上长出了一块一块汗癣。

其中有一个年轻姑娘,走出监护病房就瘫坐在地上,卸下面罩,浓重的发酵腐臭的气味弥散到整个房间——她毕业没多久就主动申请去抗疫一线,阅历甚少的她踏入监护室就呕吐了,但她还是难以想象地坚持完成了任务,一分钟都没有耽误。尽管回过头来大家才意识到,戴口罩一旦呕吐,必须马上出来更换防护用品,否则容易自身感染。

除却生死,再无大事。既然命运已经闯到面前横刀立马,那么,眼泪、愤怒、哀愁统统无济于事。韩卓敏三年多的心结在这里打开。她不再在意自己新长出的白色发根在染过的发丝中多么扎眼醒目。生活一旦树立了明确的目的,反而变得简单明了,就是每天努力工作,为了抢救更多的患者,也为了护佑自己的孩子。

听到这里,我忍不住对博文说:"你怎么这么晚还没睡?休息不好,免疫力会下降的。"

博文笑了："是啊，我们这些人就是说一套做一套，天天让人多休息好好睡觉，轮到自己事情做不完，还不是晚上加班加点！对了，蕾蕾，现在关于新冠病毒的消息满天飞，大家其实内心都很恐慌，我觉得你们马上要做的那个鼻罩很有意义，不但是防护用品，而且会在情绪上极大地鼓舞一线人员的士气！"

我有点诧异："这件事八字还没一撇呢，你怎么知道的？"

博文有点得意："我现在是所有同事的心理咨询师，这件事啊，阚俊从开头就跟我商量了！"

第三章 | CHAPTER THREE |

"上海发明"奔赴武汉前线

科技抗疫 "英雄帖"

2020 年的 2 月初，我们与新冠疫情相互胶着。

传染病与人类历史相伴相随，欧洲中世纪大瘟疫就是一个极为悲惨的事件，"黑死病"鼠疫杆菌肆虐十余年，夺走了 2 500 万欧洲人的性命，占当时欧洲总人口的 1/3，而堪称人类史上最为惨烈的第二次世界大战，欧洲因战争而死去的总人数也仅仅为其人口的 5%。因《十日谈》闻名于世的意大利作家薄伽丘惊呼："天主对人类残酷到了极点！"

再比如，1918 年是历史上最凶猛的流感大暴发的高峰之年，这场流感蔓延至世界各地，吞噬了约 5 000 万条生命，时至今日，欧洲的总人口不过 7.2 亿。

在我国历史上，鼠疫和天花这两种最可怕的幽灵每隔一段时间就肆虐于神州大地。从明朝万历年间开始，传染病疫情发生频率逐渐增加，在明朝的最后时刻砍出了最凶狠的一刀，造成了"人鬼错杂，日暮人不敢行"的人间地狱景象。

直至近代，随着科学的发展、抗生素的普遍使用，以及现代公共卫生体系的建立完善，我们才在与烈性传染病的抗争中逐渐取得胜利。但是，传染病并没有完全灭绝，有些一直躲在暗处伺机待发。而且，人类对自然界的认知是相当有限的，不但世界上还存在着各种未知的细菌和病毒，即便是已经进入人类研究视野的病毒也在不断演变。

2003年SARS（严重急性呼吸综合征）疫潮刚刚在人们的记忆中稍稍褪色，现在，又出现了这种前所未闻的新型疫情。

面对这种新型凶恶病毒，谁都不知道未来走向。

关闭离汉通道壮士断腕，还不是因为迫在眉睫。但即便国家和人民做出如此惨烈悲壮的决定，1月23日武汉封闭了全市公交、地铁、轮渡、长途客车、机场、火车站营运，隔断城内城外人员来往之后，局面貌似短期内并未得到控制，传染态势依然异常严峻。

与此同时，不时传来武汉当地医护在初期防护不到位的条件下，自身感染的消息。

我们每天的心情随着疫情播报起伏波动，尤其牵挂着抗疫一线同事的安危。

"截至2月5日24时，全国31个省（自治区、直辖市）和新疆生产建设兵团累计报告确诊新冠病毒感染病例28 018例，累计治愈出院1 153例，隔离治疗26 302例（其中重症病例3 859例），累计死亡病例563例。"

我先看前一天的疫情数字播报，在电脑的另一个窗口里，正播放对我院重症医学科钟鸣副主任的采访，当记者问他如何判断这次疫情的走向趋势时，在重症监护领域久经沙场的钟医生控制不住低下头去，揾下一把英雄泪："这次疫情太凶险了，我们其实也没有把握，到底需要多长时间才能控制局面，实际上是，我们不知道能不能控制得住局面……"

我一边快速浏览，一边在焦急地等电话。

今天一早，我院援鄂医疗队员、重症医学科的阚俊医生给我打电话，他说："程老师，我有个想法，你看能不能找到厂家生产一点样品？"

阚俊是和韩卓敏一起去武汉的，算算已经过去一周了。

我就问他："你想做啥呢？"除了当心血管医生，最近十年来，我同时管理我院的知识产权工作，同事们在临床和科研工作中迸发出的智慧火花，都找我来申报专利或者计算机软件著作权，同时我也帮大家对接企业、制作样品，或者将专利转化变成产品。

阚俊说，收治新冠患者的医院，空气中都不可避免飘散着病毒颗粒。医生和护士进入重症病房会穿上防护服，但患者多、工作重，医务人员总要卸下口罩用餐，这么一来，就可能让病毒有机可乘。

他觉得可以做一种新型鼻罩，医生和护士吃饭喝水的时候戴上鼻罩，吃东西的时候尽量快速进行闭嘴咀嚼吞咽，或许能降低医护自身感染的可能性。

他已经绘制了草图，想看看医院能否联系到厂家先做点样品送到武汉试用。

我马上跟阚俊说，这个应该申请专利和试制样品并举。

别以为发明创造很神奇，其实，实际需求是促进创新的最大源动力。而且，在现在的非常时刻，必须不惜一切代价保护好医生和护士自身不受感染。

"这样，"我对阚俊说，"你先填写专利申请表，我马上联系推进！"

忙好家务，我一头扎进书房，在电脑前我的宝座上坐下。随手记录小纸条是我多年来的习惯，一旦有想法，马上记录下来。刚才做中饭的时候，我一边煎炒蒸煮，一边在灶台上列出了清单。就这样，饭做好了，推进新型鼻罩的流程初步设想也出来了。

按照我的计划，第一步是帮阚俊对接专利代理公司。

第二步，我觉得制作样品是远远不够的，应该立即想办法募集厂家，生产出大批次鼻罩送到前线去！

可医疗物资不是普通物品，也不是想生产就能生产。即便在疫情期间，科技创新的产业化也要严格按照规定流程进行。

这个步骤更棘手，放眼全国几乎每家企业都在停工停产，谁会在这个节骨眼上与我们合作生产鼻罩呢？我们国家医学专利的转化率本身就很低，我们已经是上海滩转化医学做得最好的医院之一了，一年也不过转让或者许可十几到二十多项专利，每次签订专利转化合同最快也得历时一个月，更别说正式投产了！可现在，抗击疫情争分夺秒，无论如何也耽误不起啊！

越是着急，事情越多。嘀嘀嘀，微医发来短信，提醒我有新的义诊患者。

我打开微医 APP，心中突然一阵悸动：哎呀，这是上天给我的启示吗？新型鼻罩有希望了！现如今通过传统渠道接洽厂商是不可能的，但是，我们可以充分利用网络传播呀！

就在几秒钟之内，一个大胆的方案在我的脑海中迅速成型：通过网络发布英雄帖，向海内外企业广泛征募合作生产新型鼻罩的小伙伴！

事不宜迟，我立即拨通我院宣传科齐璐璐老师的电话，三言两语介绍了时间、地点、人物、事项，璐璐跟我一拍即合："放心，我弄好娃吃饭就写稿件！"

璐璐在媒体推广方面经验丰富，我们都笑称她是"齐宣王"，有她在，我觉得这件事基本落实了一半，但是，我身体里的肾上腺素还在继续狂飙。

璐璐刚才说，今晚英雄帖就能发出，她还会联系各大媒体和平台共同转发，尽最大努力让最多的人看到这条讯息。如果一切顺利的话，我估摸应该会有十来家企业对接，每家企业总得查验厂商资质吧，然后要谈合作模式吧，还有从医疗工作中衍生的专利隶属国有无形资产，国有资产的转移转化得先进行评估和财务法务纪检审计吧？可是，我只有一张嘴一双手，如何具体协商细节？专利转让合同必须合情、合理、合法、合规，我一天能看几份合同？所以，这些事务今天下午就得想好如何统筹安排，不做好协调准备的话，英雄帖一发，临阵磨枪肯定来不及的。

我踱步，我叹气，我挠头。正在努力梳理头绪呢，Happy 推门而进："老妈，你能不能再跟楼上说一下，他吹唢呐把我思路全部打乱了！"

我侧耳一听，可不是吗，楼上又开始演奏了！

疫情一暴发，大家都蜗居在家，原本清淡疏离、彬彬有礼的邻里关系也发生了微妙的改变。我们楼上这位芳邻，年初爱上了萨克斯，原本大家都上班，他周末吹奏一会儿倒也无伤大雅。但现在不去单位了，突然有大把时间了，这位老兄上午吹，下午吹，经常晚上也发挥。吹又吹不好，都快一个月了，翻来覆去就是《你笑起来真好看》和《我和我的祖国》两首曲子，我们在楼下耳朵都听出茧子了不说，关键是太没有音乐天赋，两首曲子吹这么久还有错音，Happy 说他把萨克斯吹成了唢呐，老刘说连唢呐都不如，整个一葫芦丝！

但是，人家要吹你也拦不住啊，前两次 Happy 在线测验，我打电话过去，人家很客气地马上停止演奏，他老婆之前找我看过病，平常楼道里、电梯里遇到了十分客气，不过，就算找我看过病，也不能禁止人家吹奏乐器吧？换位思考一下，这天天闷在家里，他又不是医生，又不要写"国自然"，确实很无聊，吹个乐器也不为过。

Happy 见我没回答，继续发牢骚："楼上这么吵，我戴了耳塞都不行！"

我打算实施缓兵之计，对 Happy 说："我先处理新型鼻罩的事情，这个很急，弄好了妈妈就给楼上打电话。"

我内心焦虑烦躁，从现有资料看，新冠病毒与 2003 年肆虐的 SARS 病毒同种同源，通过呼吸道侵入人体之后，不给对手任何喘息的机会，它们步步为营，直至置人于死地。在前线，九省通衢的武汉已经像是一座空城。网页传来武汉的视频，街道空旷，楼宇亮着灯，却看不见人影，只能听到千千万万人合唱国歌："中华民族到了最危险的时候……"

形势紧迫，我感觉到压力越发沉重。

如果武汉疫情不能有效控制，1 100 万江城同胞命运未卜。除了各项行政措施予以保障之外，最大的希望，都寄托在深入虎穴的医护人员身上。来自全国各地的逆行英雄跟本地同行一起深入战场腹地，像钉子一样坚守在湖北省人民医院、武汉金银潭医院、中南大学医院……

此时此刻，医护就是战士，决定着战争的走向。每一位前线的白衣战士都弥足珍贵，做好医务人员的自身防护刻不容缓！

阚俊的这个鼻罩，虽说还不知道究竟能管多大用，但他们不顾个人安危冲在最前面,我们身处后方,哪怕只有一点可能也要积极做贡献。所以,这件事必须落实!

我点击电脑的微信网页版,上午一直忙着微医接诊、做饭、打电话、安排老刘、敦促小刘,微信信息积压了一大堆,手机上一片红点。

今天家里的 Wi-Fi 也不太灵光,电脑屏幕闪了好一会儿,才打开微信网页版。

咦,界面上第一个跳出来的怎么是查舒阳?

心绞痛常常声东击西

查舒阳说："程医生，我知道现在疫情严峻，我是没有办法才来找你，我老公从昨天晚饭后胸痛，夜里去家附近医院看病，到现在也没个确切说法，现在胸口还痛，而且有点低烧，该咋办？我想陪他去你们医院，现在你们还看不看病啊？"

我定定神，查舒阳是与我院长期合作的上海申慧专利事务所的老总。这些年来，他们公司代理我院一部分专利申报业务。她老公在这个时段生病，估计着急了，来找我咨询。

查舒阳的老公是一位中年男性，突发胸痛合并低热，这又会是个啥呢？

以前偶然听查舒阳聊过，她老公好像是个家庭煮夫，平时她主外，她老公主内，她老公单位上班不怎么忙，倒是家里事事操心，尤其儿子的功课她老公管，据说经常要吼娃，根据这一点，我觉得急性心肌缺血事件不能完全排除，毕竟现在辅导孩子做功课是"高危"行为，中年男性有"三高"、合并冠状动脉粥样硬化也比较常见，情绪激动起来不太好说。

虽然查舒阳跟我只是工作关系，但毕竟也交往好几年了，尽管现在事情又多又乱，能帮还是帮个忙吧。

哎，等一下，是查舒阳哎！

我又看了一眼这个名字，心情豁然开朗起来——新型鼻罩与企业对接的事情请她一起帮忙不就可以了？

啧啧啧，我刚才怎么就没想到呢？可是，查舒阳的老公生病了，不晓得她现在有没有心思做事；还有，我们医院既往跟她公司的合作都只是局限在专利申请代理，收费也都有协议价，现在要请她帮忙一起梳理对接企业，既往从未做过，也没有收费定价，她能答应吗？

我清了清嗓子，先安慰了几句，再了解病史。她家老宋平时身体挺好的，体检的时候说血压和血糖处于临界状态，中年男人谨慎小心，她老公算来算去，也没吃药，说是自己多加注意，最近一两年基本走路半个多小时上下班，体重减轻了一点，希望能通过自我调整的方式，尽量不吃降压药。

查舒阳老公这种想法相当普遍，老百姓对疾病的认知普遍存在误区，不少人觉得自己只要不胖、不超重，血压、血脂、血糖控制在正常范围以内，就不会得冠心病。但实际上冠心病的起病原因相当复杂，除了与高血压、高脂血症、糖尿病、肥胖、吸烟等明确的危险因素有关之外，还跟免疫情况、遗传背景、情绪压力甚至大气污染有关联。

而且，**如果血压、血糖处于临界状态，经过调整生活方式和加强锻炼改善不明显的话，还是应该及时服药控制，而不要存"我差不多就行了"的侥幸心理。**

以血压为例，大家都知道收缩压高于 140 毫米汞柱、舒张压高于 90 毫米汞柱为血压升高；但大家存在误解的是，以为血压徘徊在 140/90 毫米汞柱也能凑合。实际上，高血压 140/90 毫米汞柱只是一条及格线。

所以，高血压患者绝不能满足于血压 60 分万岁，而是要达到 80 分，给自己预留一定的缓冲余地，毕竟血压像流水，随着情绪、天气、压力等不同状态反复波动，如果每次都考 60 分，那总有一天发挥失常不及格！

其余心血管危险因素指标，譬如血糖，也是如此。

老宋不会是因为血压、血糖长期没好好控制，发生急性心肌梗死了吧？

而且他还低烧。

心肌梗死同时可能导致发热，主要是由于发生心肌梗死后坏死心肌的吸收引起的吸收热，发热一般在心肌梗死发生后 24～48 小时出现，体温一般在 38℃左右；另外，由于心肌梗死后会导致心脏功能不全，会引起肺瘀血、水肿，这种状况很容易造成肺部感染而引起发热。

我略一沉吟，查舒阳紧张了："程医生，你看老宋是不是得赶紧去你们急诊？"

说完这句话，她又补充："我大概有先见之明，去年年底买了一些 N95 口罩放在家里，原本想着雾霾天用的，现在可以派上用场了，我们有口罩，可以去你们医院！"

我跟查舒阳解释了几句，我自己从年前到现在还没去过医院呢，不清楚现在就诊流程到底什么状况，等我问一下在急诊的同事。查舒阳满心感激，说："没事，我等你回复。"

我紧接着摊牌，把阚俊的新型鼻罩的事情给抖了出来。

我一鼓作气讲完，查舒阳没出声。

我想，她是在犹豫吧，这事儿做起来比较烦琐，而且还可能贴补费用，据说现在公司老板心里都很紧张，因为疫情走向不明朗，经济走向也不很明确，她可能在算账呢。

我就解释了一下，事后我们医院会尽量想办法看看能否补偿他们公司的劳务支出。

没想到查舒阳一口气说了好几个"不！不！不！"

她接下去的言语让我的心都融化了："程医生，你看你都想到哪里去了。我刚才是在盘算，你们这个英雄帖发出去吧，凭你们中山医院这块响当当的牌子，肯定会有不少厂家来联系，我觉得这不是单纯的接洽流程问题，我们不但要有熟悉专利转化的老师参与，还要有具备法律背景的人一同把关。"

一讲到专业，查舒阳语气连贯、逻辑流畅："不过，你也知道，过年我公司一半的人都回老家了，我得马上联系起来，看看今天能否组建一个云上工作小组！"

哎呀，没想到查舒阳这么给力！我情不自禁攥紧拳头："查总，你们公司各位老师的劳务费先麻烦你承担了！"

"程医生，你这就见外了！这可是头等大事！新冠病毒可不长眼睛，如果不保护好医生，我们全都得完蛋！再说了，全国人民都在捐款捐物，我们哪能在旁边看着呀？这是给我们上海申慧的机会，放心，我一定全力以赴！"

没想到事情进展如此顺利，解决了这个难题，我的心情小小放飞了一程。

我说："那你先把老宋的病史资料发我一下，然后陪他去我们医院急诊，我这就细化步骤，等老宋看完病，我们再协商。"

查舒阳心急火燎，对着老宋在外院查的冠状动脉 CTA 的片子，连着拍了好几张照片，一股脑儿发了过来。

我在电脑屏幕上仔细查看老宋的片子，老宋确实是冠状动脉粥样硬化，不过三根血管左前降支、左回旋支以及右冠状动脉狭窄最厉害的地方也就 50%，再结合他此次发病以来，外院查的肌钙蛋白以及心电图的指标变化，不应该是急性心肌梗死，可为什么会持续性胸痛呢？

太奇怪了！我摇摇头，跟查舒阳说："老宋心脏有问题，但现在的胸痛和发热，看上去好像不是心脏引发的。"

我这么一说，查舒阳急得都快哭了："程医生，如果不是心脏病，那会是啥呢？我刚才给老宋又量了血压和体温，他体温又上去了！现在39℃了！"

我一时半会儿也理不出个头绪，从现有资料看，至少现在心脏不危险，不过白细胞高了，体温还在上升，也大意不得，说不定是胃肠炎或者食管炎，这些也都很常见。食管走向在胸部正中，**有相当一部分反流性食管炎、食管憩室、食管膈肌裂孔疝以及胃出血、胃穿孔什么的，可以表现出感染症状，同时会伴发胸部疼痛。**

"啊，胃肠炎不应该是胃的地方疼吗？老宋说他是胸口疼！"查舒阳难以理解我的话。

我给她耐心解释，人体好比一部机器，由统一的神经系统对各项功能进行调节。大脑和脊髓是中枢神经系统，起到主导作用，好比司令部。从大脑和脊髓发出很多分支，支配身体每个部位的生理活动。

其中，内脏神经系统与感知皮肤、骨骼肌等的躯体神经系统不同，内脏神经主要调节内脏、心血管和腺体的分泌，不受人的意志控制和支配，因而有人将其称为自主神经；又由于内脏神经主要控制与调节动植物所共有的新陈代谢活动，并不支配动物所特有的骨骼肌，故以前也被称为植物神经。

内脏神经的定位相对模糊，使人比较容易犯迷糊。

打个比方，我用一根针戳你的左手，你绝对不会觉得右手痛，但是如果用一根针戳你的胃，你可能心脏部位不舒服，也可能肚子不舒服，也就是说，内脏定位是大致的，能凑合就凑合的。

内脏神经的这种特质，给很多疾病的诊断造成了困难。譬如，**心肌缺血造成的症状，可以是典型的胸部正中偏左的压榨样疼痛或者闷痛，也可以是左侧肩膀疼痛不适，或者颈部乃至下颌不舒服，有些还会表现为牙痛，或者感知下移，具体表现为类似阑尾炎的症状，往往"声东击西"**，因为腹痛没有正确诊断导致心肌梗死救治延误的情况，在临床上并不少见。

"所以，"我继续说道，"按照我们的诊疗常规，应该进一步排除消化道病变。"

查舒阳将信将疑地答应了一声，说："好吧，你说不是心脏的问题，那也是个好消息，心脏病会死人的，消化疾病没那么危险吧。"

我赶紧说："那可不一定，消化道穿孔也是危重急症，万一是胃穿孔、十二指肠穿孔什么的，马上就会引起非常严重的内脏感染，也是要出人命的！"

查舒阳被我唬住了，连忙改口说："我们怎么这么倒霉，心肌梗死也是死，胃穿孔也是死，横竖都没好果子吃！"

我哑然失笑，说："别害怕，也不至于那么严重，只要查清楚病因，办法总归会有的。"

暂时安顿好查舒阳，我等把微信消息处理得差不多了，想着联系一下今天急诊当班的吴译菡，看看老宋究竟是怎么回事。

没想到吴译菡抢先打来电话："程老师，你是不是有个认识的患者姓宋，从昨晚胸痛发热？"

我说："对呀，是我院一家合作公司老板的先生。译菡，那个患者不像急性心梗，会不会是消化道的毛病啊？"

"哈哈哈，"吴译菡笑了，"程老师你讲得没错，确实算是消化道的问题！"

"胃、食管还是十二指肠？"我问道。

"食管！"吴译菡一边笑一边回答，"不过问题不大，应该找到原因了，他以后少吃鸡就得了！"

啥？这跟吃鸡有啥关系？

吃鸡有风险，鸡娃需谨慎

　　话说查舒阳开车护送老宋来到我院急诊，一到预检台就嚷嚷："我老公胸口痛，还发烧了！"护士老师瞅了他们一眼，麻溜地分诊给心内科吴译菡。

　　现在大家去看病，几乎在每家医院的急诊部都会看到耀眼夺目的"胸痛中心"四个鲜红大字。这主要是因为，近年来我国急性心肌梗死的发病率呈明显上升趋势。根据统计，目前全球每年有 1 700 万人死于心血管疾病，其中有一半以上死于急性心肌梗死。而治疗急性心肌梗死的最佳方法就是急诊介入治疗。

　　急性心肌梗死的病因主要是心脏的冠状动脉血管堵塞了，血液无法流通，导致心肌细胞得不到充分的血液滋养，在很短的时间内就会坏死。而心肌细胞一旦坏死很难再生，继而导致心脏泵血功能下降。

　　所以，**一旦发生急性心肌梗死，必须在最短的时间内做心导管手术疏通血管。这个必须尽快、尽快再尽快。要紧急快速到什么程度呢？最**

好在起病后两个小时内就进行手术。

但大家都知道，医院，尤其像我们复旦大学附属中山医院这样的大医院经常人满为患，到了医院先挂号，挂号之后再排队，看个病等上两三个小时司空见惯。即便是急诊，虽然医院已经想尽一切办法优化流程，排队等候依然无法避免。当然了，也不只是我们医院，这在医疗界是普遍现象，譬如我以前在美国学习的时候，急诊时间限定是四个小时，也就是说你有急病去医院，医生只要在四个小时之内抵达给你看病，就符合规定。

然而，急性心肌梗死等不起啊，两个小时是黄金抢救时间。为此，全国心血管学术组织倡导每家医院急诊设立"胸痛中心"绿色通道，即一旦发现胸部疼痛、疑为急性心梗的患者，每个环节必须打开方便之门，所有的检测优先进行，尽量保证这些急需抢救的患者，能在两个小时之内就躺在我们心脏介入中心的手术床上。

那如果有胸痛但最后查证不是急性心梗，是不是误入胸痛中心浪费资源？当然不是，常见的胸痛吧，基本上没啥好事儿，急性心梗固然凶险，像支付宝员工小杨那样的肺栓塞，还有高居心血管危重急症头把交椅的主动脉夹层分离，个个都是凶神恶煞，没一个可以等闲视之。

所以，**怀疑心绞痛的患者到医院时，不要忘记奔着"胸痛中心"去，在紧急抢救时，省一分钟也超值。**

不过，也有人想钻空子，说："我不舒服不想排队我就说胸痛，是不是也可以优先？"那抱歉了，因为医生不是光听患者怎么说的，还要结合化验结果呢，是骡子是马，先做个心电图、抽一管血遛遛看。

按照流程，老宋优先走胸痛中心绿色通道。

接诊之后，吴译菡把老宋的一沓报告捏在手里看了看，一时半会儿也没找着方向。老宋从昨晚到现在连续测了四次肌钙蛋白，始终维持在比正常值高一点点的水平，心电图也没出现明显的 ST 段抬高或压低，外院的冠脉 CTA 也不支持心梗。

不过他做了两次血常规，白细胞计数和 C 反应蛋白都不正常，难道是感染？

看病就是这样，线索千头万绪，每个环节都不能麻痹大意。有一千个读者，就会有一千个哈姆雷特。心绞痛也是如此，有一千个胸痛，就会有一千种各不相同的原因。

紧接着，她跟我想到一块儿去了，会不会是肠胃炎呢？

吴译菡问老宋："你昨晚是啥时间疼痛发作的？吃饭了吗？"

消化系统病变引发的疼痛，往往与进食密切关联，譬如胃溃疡时常表现为进食后上腹部疼痛不适，空腹时疼痛会稍微缓解；而十二指肠溃疡常常会表现为半夜时疼痛，或饥饿时疼痛。

老宋马上回答，说他昨天吃晚饭了，晚饭是自己做的，他图简单，炖了个鸡汤，在鸡汤里还下了点粉丝和娃娃菜，这样连荤带素一锅子端上桌，小孩营养也够了。他自己吃了两碗鸡汤淘饭，就是把白米饭泡到鸡汤里，呼哧呼哧一会儿就赶着吞下了肚，他必须尽快吃完收拾，晚上还要吼娃呢，这疫情一来，眼看着开学无望，小孩就跟孙猴子放回了花果山，天天逮着机会看电视，一到写作业屁股上就好像涂了润滑油，从这边扭到那边，不吼不行啊！

"然后？"吴译菡问。

然后老宋就吃了晚饭，收了餐桌，还洗了碗，没办法，谁让他是典型上海好男人呢。料理好家务，老宋坐到儿子身边检查作业，不看则已，一看就开始胸痛了，前天刚刚苦口婆心教的数学题，是原题啊，就是把儿子期末考试错的题目一个字不落重新抄下来让孩子做，居然又错了！

这可咋办？老宋感觉到自己血压飙升、胸口闷痛，一跺脚跑到客厅喊查舒阳："你去管你儿子，我胸口痛！"

查舒阳一开始见怪不怪，心想还不是老宋推卸责任，不过既然老宋又烧饭又洗碗了，她也得拿出点姿态，就去辅导了孩子一个多小时，小孩总算把思路给复述清楚了，时间也晚了，结果老宋还是说胸痛！

查舒阳瞅着老宋确实脸色不对，这下估计不是吼娃后遗症了，赶紧扶着他先去最近的一家医院看急诊。

吴译菡听完之后，对老宋说："你去拍个片子吧。"

查舒阳不解，问："为啥拍片子？我们心脏超声也做过了，冠脉CTA也出结果了，心脏都查全了吧？"

吴译菡干脆地回答："还不够！"

30分钟之后，老宋拿着拍好的片子回来找吴译菡，吴译菡对着片子看了看，果断地拨通了内镜中心值班医生的电话。

说来也巧，正好内镜中心总值班医生在医院，他刚从家里被呼来做了一台胃穿孔修复，接下去就检查老宋。

胃镜插下去，终于真相大白。

原来，昨晚老宋着急吼娃，把白米饭泡在鸡汤里吃得太急了，有一根细长尖锐的鸡骨头不小心跟着汤汤水水一起咽下，嵌顿在食管中段，已经戳破了食管管壁，内镜下只能看到半截骨头。我们知道消化道并非无菌环境，因而食管破损引发了食管中部感染，从血常规来看，白细胞计数升高。而食管毗邻心脏，因此引发的不适感表现为胸痛难受，造成了心脏出问题的假象。

终于找出了病因，老宋和查舒阳松了一口气。但是，虽然食管穿孔比急性心肌梗死的危险性相对小一些，但食管的旁边就是气管，而人就算不吃东西，食管也在不停蠕动，所以，必须马上取出鸡骨头，修复穿孔部位，否则感染得不到控制，会波及周围的脏器，万一烂穿到气管，来个食管气管瘘，那就麻烦死了。还好我院内镜中心的同事们个个技艺高超，轮不着我们瞎操心，老宋交给他们处理就得啦！

"呵呵，待在家里吃鸡也有风险啊！"吴译菡乐呵呵地说。

我也被这个特别的病例吸引了。疾病的变幻莫测永远超乎人们的想象，当然这也正是医学的迷人之处。疑难复杂的病例，就好比 Happy 非常喜欢的密室逃脱，看上去危险、困顿、走投无路，但实际上一定在某个角落隐藏着线索，需要医生耳聪目明，通过观察与分析，去发现最终的答案。疾病谜底揭晓时，我们会获得一种无与伦比的满足感与幸福感。

搞定了老宋的胸痛发热，查舒阳的心情豁然开朗："程医生，真是谢谢你们啊，我先陪老宋去取鸡骨头，晚些时候我跟你具体商量英雄帖的事！"

我瞧了瞧窗外，明亮的天光逐渐褪去，天边铺着一层红黄橙紫的云彩，毕竟还是冬天，虽然白天阳光明媚，天还是黑得快。太阳快下山了，意味着我又得做饭了。我恋恋不舍地坐在书房椅子上，但是没办法，我是这个家庭的"煮"妇呀。

疫情之前，做事做到兴头上，不想做饭也没事，随便点个外卖一会儿就能开饭。但现在，如果家庭"煮"妇不自力更生，那全家人就得饿肚子！

我让电脑进入休眠，跑到厨房，从小桌子下面掏出几棵蔫儿了吧唧的青菜，晚上简单一点吧，炒个香菇青菜，再弄个酱汁肉末蛋炒饭，老刘和 Happy 都喜欢。

我先放热水泡香菇，洗好青菜放水浸泡，手机嘀嘀响了起来，我捏起手机，看清楚是谁的来电，不由眉头一皱。

是朱迪。

朱迪今年应该二十七八岁吧，以前是我们心内科病房的护士，浙江义乌人。她两个月前找过我，那次我讲话有点不留情面，搞得大家不是很开心，但我对朱迪这个姑娘没啥成见，人与人之间道不同不相为谋而已。

她怎么今天又给我打电话？难道不知道现在医院除了急诊其余部门都在家待命？难道他们商会又有哪个 VIP 要做心脏超声？犹豫了一下，我还是接通了手机。

"程医生，我是朱迪！"

"你好，朱迪。请问有什么事吗？"

"程医生，我是来问你，向我们医院捐赠口罩应该怎么弄？"

朱迪要给我们捐赠口罩？

"新冠疫情太吓人了，突然发展到这种程度，谁也想不到！"朱迪好像从来没有跟我发生过什么龃龉，用她那硬硬的义乌口音说道，"我从我们医院的微信公众号都看到了，医疗队去武汉了，后面还要派人支援上海市公共卫生临床中心吧？大家一定缺口罩！"

虽然辞职了，但在嘴里，中山还是"我们医院"，让我觉得相当亲切，她连珠炮似的说下去："我们义乌商会从法国搞到了一批 N95 口罩，要捐给医务人员，我首先要给我们医院送！"

人心齐，泰山移

大概 10 年前，有一次，医院派我出差前往芬兰坎佩雷市参加一个创新科技会议。那次出差总体相当愉快，我先从上海飞赫尔辛基，然后登上一架摇摇晃晃的螺旋桨飞机抵达目的地，一边饱览着北欧风光，一边在地陪萨米的安排下，开开心心地在每天将近 20 个小时的极昼光线下把工作上的事情给办了。

萨米是坎佩雷科技大学的副教授，具体负责中芬科技合作项目，他常驻上海好几年，是个中国通。返程的时候，他积极建议我去参观芬兰总统府，结果，乐极生悲，我看完总统府到达赫尔辛基机场的时候，距离回上海的航班起飞时间只有半个多小时了。

我拖着拉杆箱在机场一路狂奔，心中惴惴不安，这可是北欧，旁边走过路过的都是人高马大的金发白肤，而且大多不讲英语，我这要延误了飞机，接下去真不知道该怎么弄！

我越跑越快，周围的人都给我让路，毕竟在十多年前的赫尔辛基机场，一个黑头发的小个子心急火燎地在人群中上蹿下跳还是相当扎眼的。万幸的是，我总算在检票闸口即将关闭之前的三分钟，顺利登机了。

坐上飞机，我瘫在椅子上筋疲力尽，飞机起飞之后问空乘要了一杯水，戴上眼罩昏沉睡去。不知道睡了多久，迷迷糊糊中有人轻轻地捅我。我换了个姿势，还是有人捅我。

我摘下眼罩，眯着眼睛，迎面是一张黄种人的脸。

那是一张在国内大街小巷中瞬间被淹没的脸，五十多岁吧，黑瘦，一圈胡子茬，笑脸上带着不自觉的谦卑。

我刚睡醒，意识有点模糊地看着他，刚才是他捅我的吗？

他看到我醒了，有点不好意思地搓了搓手，指着前排的餐车，用非常不标准的普通话说："马上吃饭了。"

我看看正在发餐盒的体形丰满的空乘，又看了看他，摇了摇头："我不想吃饭。"

他看我还想继续睡，又轻轻捅了捅我："我……我想吃饭。"

我瞪着他，心想："你想吃饭就吃饭，捅我干吗？"

他又不好意思地搓了搓手，陪着笑，拿起菜单："我不知道这上面有点啥。"

噢——这下我明白了，飞机餐单上都是英文，另一面大概是瑞典语，他应该是搞不懂菜单上有什么吧。

海内存知己，天涯若比邻，在距离家国千万里的高空，同胞想吃饭而不得，我怎能袖手旁观！我仔细看了菜单，给他选了一份相对能够下咽的鸡肉意面，自己又要了一杯水，大脑彻底清醒了。

"哎，你怎么知道我是中国人？"

他有点得意地指了指我座位前面，对了，刚才我睡觉前，随手把一沓资料插在前面座位的网兜里，打算睡醒了看的，是我们医院跟坎佩雷科技大学的一份合作协议，虽然是英文的，但有我们医院的图片，让他给瞧见了。

我冲他笑笑，挪了挪坐得酸涩的屁股，准备换个姿势继续睡。

这位老兄好像意犹未尽，把脸凑得很近，喜滋滋地说："我也是去上海！"

我看了他一眼，对呀，这是赫尔辛基直飞上海的航班，上海是全世界的上海，谁都可以去，您貌似不用跟我报备吧？

他看我也看着他，越发起劲了："这次回去，我要在上海买房子！"

"呃，"我挠挠头，随口答应，"挺好的，挺好的。"

他更加激动了，说："我小孩考大学考到上海去了！"

"啥？你小孩？"

他的得意之情溢于言表，哑了两下嘴巴，才顺畅地说："我女儿考了你们复旦大学！"

哦，闹了半天，大水冲了龙王庙，是自家人呀！我从耳朵上扯下我的眼罩，问他："你女儿考了复旦大学什么专业啊？"

"你们医学院分数太高了，她差了一点，没考上临床医学，调剂到了高级护理！"

哦哟，那还真的是一家人了。大家别以为上了医学院以后就当医生，医学院校除了临床医学专业之外，还有公共卫生、护理、药学等不同学院，毕竟医院不是只有医生就能撑得起来，患者生病来医院，除了手术治疗、药物调理，护理也是至关重要的环节。我们的护士兄弟姐妹们是医院的中流砥柱，在病房，在手术室，在监护室，有经验的老护士直接带教年轻医生，医护不分家，我们是相亲相爱的一家人。

这么一来，这位"老朱"在三万英尺的高空打开了话匣子。

一提到义乌，大家马上联想到"小商品"。的确，地处浙中的金华义乌是全球最大的小商品集散中心，被联合国、世界银行等国际权威机构确定为世界第一大市场。义乌每年吸引约 50 万外商前来采购，并有来自世界上 100 多个国家和地区的上万名外商在此常驻，超过 180 万种商品出口到全球 219 个国家和地区。可以说，凡是有人类活动痕迹的地方，就有义乌小商品的身影。

义乌人不但创建了享誉全球的"义乌购"，而且勇于走出国门，一个家族的、一个村落的、一个乡镇的，抱团取暖集体作战。譬如老朱只有小学四年级文化程度，他爱人基本不识字，但他俩就敢把上小学的朱迪留在老家让爷爷奶奶照看，自己跟着同乡飞往这辈子连地名都没听说过的捷克首都布拉格，开了一家"中华鞋铺"。

虽然文化程度不高，但老朱夫妻俩坚韧勤劳，又有当地同乡的贴心帮衬，经过十多年苦心经营，老朱的"中华鞋铺"从前店面后作坊的夫妻老婆店逐渐成长为当地颇具声誉的鞋店。老朱从义乌批发的鞋子销路相当不错，不但请了十来个当地人做雇员，当上了老板，还开了另外一家分店。

"真是太不容易了！"我看着老朱较同龄人明显沧桑衰老的脸，发自肺腑地说，"这些年很辛苦吧？"我们中国人真是吃苦耐劳第一名，一个小学都没毕业的农民，居然也在海外闯出了新天地。

"是啊！"老朱高空逢知己，感慨地说，"你都不知道，我跟我老婆刚去的时候，连续两个月只能睡在地上，饿了顿顿方便面，没有热水，自来水泡泡就吃下肚，我们都没打退堂鼓！"

老朱这次是衣锦还乡，从赫尔辛基转机回国。这些年来钱确实也赚了一些，他要落叶归根。他先到上海会会老乡打前站，据说老乡给他推荐了浦东的一个新楼盘，如果确实不错的话，就给女儿买一套，口袋里的钱还是换成地产更让人放心。然后再回义乌，给他们自己买一套过几年回乡养老的房子。等把这些事安顿好了，他就把布拉格的"中华鞋铺"盘给他现在的经理，"累了十几年，我们要回家了"！

老朱跟他老婆按照计划，过了几年真的回国了。因为女儿上大学，他们经常来上海，跟我联系过几次，给我带过正宗的金华火腿，切片炖汤，真的过口留香。

朱迪很争气，大学毕业经过遴选留在我们医院，正巧在我们心内科三十病房工作。这个姑娘我打交道不多，不过看着是个十分讨喜的女孩，不管对谁都是笑脸相迎，在医院听护理部的同事随口说起，她做事卖力脑子活络。可惜的是，朱迪工作没两年，就辞职了。

等朱迪再出现在我面前的时候，她的名片上写着"义乌商会副会长"。再后来，她有时候会陪人来看病。我们医院患者很多，来自五湖四海，挂号难、等候时间长，几乎所有的检查都要预约。我出心脏超声门诊的时候，她会来找我加号。毕竟是老同事，还有她爸爸那层关系，我一般都给她加。

过了一个月我发现事情不对。有一次，她居然跑到我诊室，掏出一个信封，说："程医生，我麻烦你好几次了，这是上个月加号的 5 个患者，一个 300 元，给你 1 500 元辛苦费！"

我被她搞得瞠目结舌，这成何体统，她去义乌商会难道是当医托了吗？

我当即回答:"这种钱我是不能收的,对了,你以后也别找我加号了。"

朱迪看我的脸色不太好看,讪讪地走了。

之后她还是打我电话,我其实是很敬佩义乌人的这种团结精神的,但心里对朱迪用如此"商业化"的模式带人看病无法认同,情面上又过不去,所以,如果她讲得出是家里亲戚啥的,偶然还是给她加号。

去年年底,有一天她打我电话我在忙,没接听,她居然带着患者找到我办公室,说:"程医生,这个患者是我们义乌最大的房地产商,很有身家的,你能不能给他看病?除了挂号费,我们额外还有感谢!"

那次我真的生气了,国有国法,家有家规,医院有医院的看病流程,你们义乌人有钱会做生意跟我有什么关系,我们医院怎么着也是民意调查医疗系统中"全国最佳雇主单位",怎么能拿这种不正规的钱!

我当即很不客气地把她给撵走了。

没想到,她在现在这个当口来捐赠口罩!

我赶紧走出厨房,先感谢朱迪,在现在这样的特殊时期,送口罩尤其是捐赠 N95 医用口罩,那是连"雪中送炭"都不足以形容的情意啊!

"我们很团结的,消息发出去,各个地方大家都在想办法,这是第一批,我们还在继续落实!"

那一刻,一股热流涌上我的心头。

我马上联系了医院资产办白璐主任,让朱迪直接跟白主任对接。心里暗暗想着,就凭这一批 N95 口罩,以后义乌商会的老板们看病确实可以照顾!

朱迪跟白主任联系好之后,又给我回了个电话确认。我觉得这姑娘真是太靠谱了!转念一想,哎,除了口罩,我们今天不还要忙那个鼻罩的事情吗？就跟朱迪也介绍了一番，朱迪非常激动，说："这是好事，这是大事，程医生你先安排，等我们医院的官方微信公众号出来，我马上转到义乌商会群里去，让大家都想办法，有钱出钱，有力出力！"

紧接着她又关切地问道："程医生，我们医院都派了两批医疗队支援武汉了，他们的防护用品都没问题吧？"

我说那不用担心，我们举全院之力，也要保障前线英雄的安全，驰援武汉我们中山医院是认真的，除了出人，同步运送了价值一千二百万元的医疗用品！

朱迪喃喃地说："那就好，那就好……哎，程医生，不管我们去武汉的医生有什么需求，我们义乌商会都可以额外支援的！"

"嗯嗯！"我满口答应。

新冠病毒好比炸弹被引爆，整个社会为之摇摆。而病毒引发的震波，让所有人在一瞬间团结起来。"把我们的血肉筑成我们新的长城。"楼上邻居的萨克斯换成了国歌。

嘴唇发紫就是心脏病吗

吃完晚饭，我一头扎进书房，璐璐已经把宣传稿发过来了。我俩来来回回修改了几稿。

2020年2月12日晚上8点，我们复旦大学附属中山医院官方微信公众号正式发布《武汉前线的"上海发明"广邀抗击新冠"英雄帖"》。

这是一篇字数不长的链接，却是我们面对新冠病毒发布的特殊檄文。

"复旦大学附属中山医院众志成城，不但在人员、设备、技术上驰援武汉，还以创新为武器，直面新冠病毒，努力攻克难关。"

后面附上了我的邮箱。

令我们喜出望外的是，这篇英雄帖一经发布，立即被央广新闻、文汇、新民、澎湃、话匣子、青春上海等各大媒体广泛转载，甚至传播到美国、澳洲、日本等世界各地。

晚上9点不到，英雄帖发布后仅仅半个多小时，如同事先预料的那样，我的邮箱里四面八方的邮件纷至沓来，当天晚上就有上海本地、江苏和山东的 6 家企业前来对接，我做好存档和回复，同时把信息发给查舒阳建立的云上工作小组，由上海申慧的工作人员继续与企业细化。

第二天早上，把我吵醒的是一通电话。

我从温暖的被窝探出手来，拿起手机看了看时间，才六点半，谁这么早打电话呀？

"程医生，你还记得我吗？"是一个男人的声音。

"你好，你是哪一位呢？"我尽量语气平缓地回答。

"我是谢玉强！程医生，我是那个紫人！许博文医生的同乡！"

噢，对了，那个紫人谢玉强！

谢玉强是博文她爸新余钢铁厂一个同事的儿子，这孩子从小嘴巴发紫，虽然生长发育都不影响，脑子也灵活好使，但到高二的时候，谢玉强他爸妈不放心了，高考都要体检的，自己家儿子嘴巴乌紫乌紫的，不会心脏有啥毛病吧？万一高考体检通不过，寒窗十几年可就亏大啦！

这件事讲起来有七八年了，他们通过博文找到我。暑期放假，谢玉强来到了我们医院。

那天我出心脏超声门诊，他来到诊室，我跟他聊了几句，心里基本有底了。

等谢玉强完成常规心脏超声检查，我请护士老师来给他做右心造影。

大家去医院的时候，经常会听到"造影"这个名词。确实，造影在临床检查中无处不在，CT、磁共振等都有造影，其原理无外乎通过外周血管注入不同种类的造影剂，从而在特定条件下显示血管的形态、血流的行径、脏器对血流的摄取以及不同组织器官的代谢状态。

对于心脏，造影的应用十分广泛。除了大家耳熟能详的冠状动脉造影之外，心脏超声造影也是常用的检测手段。

我们知道，心脏像个小房子，左侧和右侧的房间永生不可打通。在某些情况下，如果左右两边暗修栈道私密往来，会造成血氧浓度的异常，严重者可导致心功能衰竭。

但是，心脏这个小房子是个立体架构，如果在犄角旮旯里左右之间有个洞，那么，常规心脏超声就不一定能明察秋毫，此时，可以进行右心造影。

右心造影剂有很多种类，大部分是现用现配，就是用一种弱酸维生素 B5 溶液和弱碱碳酸氢钠溶液临时混合，混合后液体中会产生无数个极其微小的二氧化碳气泡。此时，将混合液通过外周静脉注入人体，这些混合液随着血流进入心脏，在心脏的右心房和右心室内就会看到造影气泡显现，在图像上表现为浓密的云雾影。

然后，这些含有造影剂的血流旋即进入肺循环，因为气泡的本质是二氧化碳，所以，通过肺部之后二氧化碳气体迅速弥散释放，再回到左侧心脏的时候，不会再出现云雾影。

而如果左右心之间存在沟通，那么弥散度很强的微气泡就会通过不正常的缺损部位从右边进入到左心房及左心室。

因此，心脏超声右心造影的时候，如果在左心房或者左心室内出现气泡影，那就是左侧和右侧存在联通的铁证！

等候配置造影剂的时候，跟着我学习的两名进修医生有点纳闷："程老师，这个患者心脏一点都没增大，心功能指标也都是好的，难道你怀疑他有房缺？"

我笑而不语，请护士老师开通静脉，注入造影剂："来，等他的右心显影之后，都跟着我数他的心跳——现在，是见证奇迹的时刻！"

两位进修医生疑惑地互相对视了一眼，造影剂已经抵达谢玉强的右心房。毕竟是个年轻小伙子，心跳有力，浓密的造影剂瞬间将他的右心房和右心室填满了，与此同时，他的心脏左侧干干净净，一个气泡都没有。

两位进修医生将信将疑地跟着我数："1、2、3、4、5、6！"

正好念到 6 的时候，好比变戏法一样，谢玉强的左心房和左心室在一秒钟不到的时间内，也被浓密的造影气泡填满！

"程老师，这些气泡是怎么来的？明明心脏里面没有洞呀？"

"就是！这么多气泡，他的心脏怎么一点都没变形呢？"

哈哈，眼见为实，揭晓谜底的时刻到了！

我们经常碰到嘴唇发紫来看心脏病的人。

嘴唇或者手指、脚趾末端发紫，医学上称之为"紫绀"。紫绀大多是因为血液中去氧血红蛋白增多，继而使得皮肤和黏膜呈青紫色改变。这种改变常发生在皮肤较薄、色素较少以及毛细血管较丰富的部位，如唇、指（趾）、甲床等。

众所周知，人体皮肤和黏膜的颜色是随血液循环而变化的。血液呈现红色，是由于红细胞内含有血红蛋白。当血红蛋白充分与氧结合时，颜色鲜红；当它放出氧气，颜色就转为暗红。动脉和毛细血管里的血液血红蛋白含氧充分，因此颜色鲜红，使得嘴唇显示出红润的色彩。与之相反，静脉血中氧合血红蛋白减少，所以表现为暗红色，透过皮肤，显示为青紫色。大家手臂上一条一条的所谓"青筋"，就是静脉血管。

在某些疾病状态下，黏膜、指甲和皮肤里的毛细血管与小动脉里血液的氧合血红蛋白减少，或去氧血红蛋白增多，或出现变性血红蛋白，都会出现紫绀。

当这类患者来到医生的面前，发紫的嘴唇是最为醒目的疾病诊断线索。

但是，嘴巴发紫未必就是心脏病，很多血液系统疾病、呼吸系统疾病等也会导致紫绀。还有就是中毒，比如有些电视上的宫斗剧，某个妃子惨遭陷害被灌鹤顶红，瞬间口角流血倒地而亡，唇红齿白楚楚可怜，那纯属瞎掰，鹤顶红就是砒霜，砒霜中毒的人嘴巴乃是乌紫乌紫的好吗！

此外，吸烟也会引起嘴唇皮肤变色。香烟中的烟碱，也就是尼古丁，会收缩血管、加快心跳、诱发冠心病，而且会对容颜和体味产生非常不利的影响，其中也包括嘴唇发黑、发紫。

不过，谢玉强这样年纪轻轻、品学兼优的高二学生显然不抽烟，他之前在老家当地医院也做了一些常规检查，虽说不是很彻底，但基本上可以排除血液系统或者肺部病变，那么，为什么他的嘴唇会发紫呢？

还有，这么多的气泡，如果心脏里面左右不通，那这些二氧化碳气泡是从哪里冒出来的呢？

这个说奇怪非常奇怪，但是，只要我们遵循事物客观逻辑进行分析，也不难搞清楚。

通过静脉血管注入人体的造影剂，其本质是无数个微小的二氧化碳气泡。我们知道，每个人的血液中都含有氧气和二氧化碳气体。

人体通过左右两肺的无穷多个肺泡与外界进行气体交换，每个肺泡都是一个空心球，这个空心球的球壁就是肺泡膜。

肺泡膜是一种疏散而又有韧性的结构，在这里，血液中的二氧化碳通过肺泡膜间隙迅速弥散到肺泡空腔中，随着呼吸运动从支气管、气管和口咽部排出；与此同时，通过鼻子或者嘴巴吸入的氧气也进入到肺泡中，同样经过肺泡膜溶解进入血液。

人体各种生命活动，均有赖于血液中正常的氧气和二氧化碳浓度，用医学指标来表达，就是氧分压和二氧化碳分压。正常氧分压为80～105mmHg，二氧化碳分压 35～45mmHg。超出或者低于这个范围都会影响健康。

呼吸系统疾病如老慢支、哮喘，心血管系统疾病如先天性房间隔缺损、室间隔缺损、动脉导管未闭等，血液系统疾病如贫血以及一些风湿免疫类疾病等，都会引起血液中氧气和二氧化碳含量异常。

心力衰竭时，由于心脏泵血功能下降，全身上下到处瘀血，肺部瘀血之后，直接导致血液与气体成分交换功能下降，因此，心功能不好的人氧分压会降低，同时表现为嘴唇紫绀、手指或脚趾的末端也发黑发紫，而且由于缺氧会造成末梢部位组织增生，也就是手指和脚趾的末端膨大，看上去像个小棒槌，医学上称之为"杵状指"和"杵状趾"。

谢玉强就很典型，他不但嘴巴乌黑发紫，而且一双手伸出来是典型的杵状指。

所以，他应该存在比较明显的缺氧。

但是，如果肺拍过片子没事，血常规等大生化检查也都是好的，那他究竟为啥缺氧呢？为啥心脏没有缺损，二氧化碳气泡造影剂居然那么多地进入到了他的左心房和左心室呢？

因为，谢玉强是一例肺动静脉瘘。对这一类患者进行超声造影，含有丰富二氧化碳微气泡的血液经过右心房、右心室流到肺部时，二氧化碳并没有通过肺泡弥散出体外，而是原封不动地又流回到了左心房和左心室。

肺动静脉瘘，这个病名听上去有点拗口，其实并不罕见。顾名思义，肺动静脉瘘就是肺部的动脉和静脉血管之间存在瘘管，两者之间短路了，一部分静脉血没通过肺泡进行气体交换，就直接进入左心，这样就会造成身体动脉里面的血液氧分压降低，二氧化碳增多。

肺动静脉瘘的原因很多，多为先天性发育畸形，如果引发血液分流量较多时，就需要手术治疗。

谢玉强随之做了进一步的肺血流灌注显像，证实了他右肺下叶存在肺动静脉瘘，在我院做完介入栓塞手术，高高兴兴地回去了。

后来听博文说，这个男孩高考考得挺好，来上海对外经贸大学读书了，我也觉得很高兴。

医生看病好比探案，要擅长从扑朔迷离的线索中发现最有价值的信息，继而顺藤摸瓜。谢玉强表现为显著的紫绀和杵状指，但心脏大小形态正常，而且体力和智力活动不受影响，这时候就应该怀疑肺动静脉瘘的可能。

很多人看到这里可能要问了，心脏超声造影之后，为什么我那么确定数到 6，也就是心脏跳了六次之后，谢玉强的左心会突然出现大量二氧化碳造影气泡？

那是因为，正常成人的心跳频率为 60～100 次 / 分钟，呼吸为 12～20 次 / 分钟，因此折算，大概心脏每跳动 4～6 次的同时进行一次呼吸，在一次呼吸过程中，因为谢玉强有一部分进入肺循环的血液并没有经过肺泡进行气体交换，直接进入到心脏，所以这部分血液中蕴含的气泡就会大量显影。

所以，看似神奇的显像，其实是疾病的内在病理造成的。

此外，除了先天性发育异常，有些肝硬化的患者也会合并低氧血症。肝硬化的患者血氧降低有多重因素，其中之一是肝硬化患者肝功能受损，导致各种血管活性物质在肝脏的灭活减少或生成增加，使得肺内扩血管与缩血管物质比例失调，前者占据上风后引发肺血管扩张，随之在肺动脉和肺静脉微血管之间形成无数微细的短路，使得肺动脉里含氧量低的血液不经氧气交换和二氧化碳弥散，就直接流入肺静脉回到心脏，导致低氧血症。

这些人心脏看上去也是正常的，但是打了二氧化碳造影剂，左心里面也会显影。

总而言之，人体是一个整体，有些科普动画片会把人体比作一个工厂，在这个工厂中，每个职位的工作人员各司其职，但实际上他们之间除了工作关系之外，还可能是朋友、恋人、家人，互相交叉关联，而非单一直线关系。

人身上的各个脏器也是如此，血氧和二氧化碳浓度看似是呼吸道的病变所致，但实际上并非只有肺部病变会引发血氧浓度降低；与此同时，血氧和二氧化碳浓度都是保持在适宜的范围最好，过高或者过低都不行。

譬如，大家别以为二氧化碳越少越好，其实血液中二氧化碳浓度太低也会引发氧中毒，是不是咄咄怪事？

其实氧中毒还挺多的，很多明星偶像开演唱会的时候，有些狂热的粉丝会大声叫喊兴奋异常，从而引起过度换气，然后血液中二氧化碳浓度明显降低，此时会头晕、意识模糊甚至晕厥，有一部分人歇斯底里就此发作，轰然倒地人事不省。

有一天，Happy 转给我看一则她觉得新奇的新闻，说是两个女孩喜欢同一个男孩，结果有一天三人相遇，两个女孩均争相向男孩表白，情敌相遇激动不已，在剧烈争吵中双双呼吸急促，过度换气，导致碱血症，引发肢体、口角发麻，双双抽搐，一起送到了抢救室。我哈哈大笑，人家是"为伊消得人憔悴"，她俩是"为伊消得人昏睡"！我马上联想到了氧中毒，遂与 Happy 详细介绍，这种情况下降低空气中的氧含量就能让患者缓解，譬如让她们短暂性套着袋子呼吸。不过讲到最后我关照她，如果她的同学朋友看演唱会诱发歇斯底里，还是送医院急诊比较好，非专业人士掌握不了脑袋套袋子的尺度，别把人给憋死了！

我的思绪随着谢玉强的电话回到现实。他做完手术好些年了，现在老早应该大学毕业了，因为手术很成功，最近几年也没来找我随访，今天怎么一早就给我打电话？

"程医生，我看到了你们医院的英雄帖！我们公司可以做鼻罩！"

医护安宁，天下太平

哎呀，看样子我们的英雄帖迅速流传开来了，我一个激灵坐起来："真的？你们什么公司呀？"

谢玉强毕业之后，以优异的成绩进入上海沪隆医疗科技有限公司负责产品研发管理。他今天一早在博文的微信朋友圈看到了我们的英雄帖，这个新型医用鼻罩他们完全有能力生产，所以马上在通讯录里查到我的电话打过来了。

我立即拉他跟查舒阳的云上工作小组建了个群，不过查舒阳他们昨夜也是很晚才睡，估计要过两个小时才回应他。

安排好谢玉强的对接，我睡意全消，窸窸窣窣穿好衣服起床了。

连续一早上不停赶活，我觉得自己就像一只蜘蛛，驻扎在家里的书房，通过网络与各方各面紧密联系，处理邮件和微信文件足足用了三个小时。从昨晚到现在，仅仅一个晚上，就有11家企业前来对接，还收到了好多暖心的邮件，有些人不是企业家，不做鼻罩，也纷纷表示希望捐钱捐物，为这场抗疫战斗贡献一份力量。

不但有来自全国各地的朋友，还有日本、美国和澳洲的海外华人。

譬如这一封：

程医生，您好！

昨晚看到潘俊老师（复旦大学药学院副院长）在微信朋友圈发的"英雄帖"——关于前线发明的医务人员鼻罩，特冒昧向您发信。我明白保护好第一线白衣战士就是保护和提升第一线的战斗力，是打赢这场抗疫的重要保障，道理同在军事中提高战士装备是一样的。

简单介绍自己，我是复旦大学中文系77级校友，先祖父祝慎之医生是老上医的儿科教授，我现在是澳大利亚国立管理与商业学院的校长和澳洲成峰高教集团董事长。

我一直挂念国内的情况。特别是朱畴文副院长率队去武汉前线后，我深深为复旦人和中山白衣战士所感动和鼓舞，我想为故土做一点力所能及的事。我虽然在国内没有口罩厂，也没有熟悉的人在经营口罩生产，我们在澳大利亚采购的口罩也是海外生产的，但我想到是不是有以下可能性：

如果您这里联系上的口罩生产者愿意转化这一前线发明为生产，我愿从资金上做一定支持。

或是，在符合国家标准前提下，这一发明有生产者可以先进入中小批量生产，哪怕先有几万片可以用，我先付款先包销，产出后直接捐到第一线。

或者还有别的什么方式途径，请保持联系。

再次通过您向中山的医生老师们，特别是在武汉的医疗队致以最崇高敬意！

祝敏申

自澳大利亚悉尼

这些方方正正的文字，带着温情、带着关怀、带着深情厚谊，漂洋过海来到我的眼前。我一封封仔细阅读，一份份下载存档，一件件安排处理，我从来没有像现在这个时刻，深刻体会到"炎黄子孙"的厚重内涵。

平日里，我们是素昧平生的路人，如果不是发生疫情，我穷尽此生也不会与他们相遇。但在灾难面前，他们自发自愿地来了，不问回馈、不计代价，他们唯一考虑的是想为国家尽力，为同胞尽力。

在这些邮件的激励下，我勇往直前快马加鞭，一口气忙到中午。

午饭之后老一套，我在书房坐定继续忙。

查舒阳家老宋做了内镜手术，手到病除，马上胸不痛了，体温也下来了，明后天就能回家继续烧饭吼娃了。解决了后顾之忧，查舒阳全身心跟我一起并肩作战，经过反复比较，我们选出了最佳企业，一边让厂家跟阚俊先具体联系起来，一边协商沟通专利转让协议。

2020 年 2 月 14 日情人节，我院正式与上海沪隆医疗科技有限公司签订了专利许可合同。

在疫情笼罩之下，在大街小巷空无一人的城市，沪隆科技的车间上马开工了，这不是简单的生产，这是在为前线制造子弹！

缺乏原材料，厂家自发自愿发动一切资源寻找最关键的热熔布；鼻罩包装上，厂家印上了大红字样："医护安，中国安！"他们争抢着分分秒秒，一箱又一箱鼻罩成品出来了。

可是，新的问题接踵而来，怎样才能把这些鼻罩以最快的速度送到前线呢？

武汉封城，快递虽然还接单，但是时间上是无法保证的，平时一两天的快件，现在一两个星期都未必能够到达。而且，这些鼻罩是送往医院，现在武汉的医院都是红色警戒区域，哪个快递员能往医院派送？

这可怎么办呢？

我焦躁地在书房来回转圈，如果没有快捷通畅的运输渠道，造出再多的鼻罩，也到不了阚俊他们的手里啊。

我一边转一边想，局势不明，前途未卜，这个时候更加凸显保障医务人员自身安危的重要性，所以，我们必须尽快把鼻罩送往武汉。

怎么办？

转念之间，我又想到朱迪，义乌商人多机灵啊，说不定他们有办法。我当即联系朱迪，朱迪满口答应。她还说，如果需要的话，她要护送鼻罩去武汉送给阚俊！我心想："东西送过去不就得了，你朱迪都两三年没当护士了，我们医药行当跟卖油翁差不多的，隔一段时间不在临床滚，手就生了，你过去没资质进不了病房，去武汉干啥呢？"

闲话不表，我继续只争朝夕。

没想到朱迪简直是神速，两个小时之前才跟她提的快递问题，现在她就落实了，说走铁路最快！哎，这我怎么没想到？虽然现在武汉封城，但全国各地都在源源不断地运送各种物资入城，高铁容量大，速度快，班次有保障，是最合适的运输方式了。

我马上请谢玉强跟朱迪对接，朱迪说，她明天一早接到沪隆的鼻罩产品之后，立即前往虹桥火车站，她要亲自护送这批鼻罩去金银潭医院，交付到阚俊的手里。

我一下子蒙了，这姑娘要动真格的？没必要啊！鼻罩只要能抵达武汉，当地医院自有车辆往来，完全没有必要亲自去一趟吧？

过了大概半个小时，谢玉强说跟朱迪商量好了，明天一早他们把三箱鼻罩送到我院门口交接。我想了想，人家朱迪一腔热情来帮忙，我总不能当甩手掌柜，那明天一早我也到医院门口等沪隆的车，正好亲眼看看沪隆这次的产品。

朱迪显得很高兴，说："好呀好呀，程医生，我们也好久没见面啦！"

第二天我起了个大早，简单梳洗之后，戴上口罩，老刘坚持让我带上一支圆珠笔揣在兜里，上下电梯的时候，可以用弹出的圆珠笔芯摁电梯楼层，摁好了再弹回圆珠笔芯，这样比较安全。这几天网络上疯传新冠病毒的超级传染性，除了戴口罩，外出的时候手也千万不能随意触碰物品，尤其像电梯这种狭小封闭逼仄的空间，一旦有病毒携带者经过，后面的人难保不与病毒发生接触。

我故作镇定地跟老刘说："我去去就回，这个事情必须处置好，人家朱迪都辞职了还这么热心，她还说要跟着高铁去武汉呢，瞧瞧人家这境界，我也不能落后。等把三箱鼻罩安排交接好了，回来的时候，我去马路对面的联华超市买点蔬菜，家里的青菜昨晚就吃完了。"

出了家门，楼道空荡荡的，电梯里面空无一人。我走出大楼，四周那么安静，小区的门也拦住了，只留下一个很小的出口，看不到一个门卫师傅的身影。以前在科幻灾难片里面看到的故事情节，现在魔幻地变成了现实。

我快步走到小区门口，从门卫室跃出一位体形胖大的门卫师傅，帽子、口罩严严实实地，用一把镊子递给我一张小纸条，上面写着"出门证"，还加盖了我们小区业委会的大红公章。

我拿着出门证望了望天空。是一个湛蓝的大晴天，灿烂的阳光夺目耀眼。我把出门证小心放进口袋，朝着医院走去。

往年的这个时候，紧挨着春节和元宵节的情人节前后，那可是热闹非凡的日子，记得去年情人节老刘值班，我跟 Happy 兴冲冲地跑到徐家汇美罗城，一直等到晚上九点才吃上饭，到处都是精心装扮的红男绿女，贩卖红玫瑰的小贩跟着人群移动，每家店都人满为患，空气中洋溢着又甜又香的味道。

可现在呢？

我家就在医院旁边，每年正月十五一过，来自全国各地的患者就会恢复往日就医状态，枫林路、小木桥路一到交通高峰时段，像现在早上七八点的时间，经常塞得水泄不通，十字路口的路面上停着各式各样的车辆，而今天，如此空荡荡的街道，给人一种强烈的不真实感。

马路上干干净净的，路边的树木和长青灌木丛沐浴着阳光，大大小小的叶片折射着细碎的光线，一路走过去，所有的店铺都关着门，拉下了冰冷的卷帘门。真的，这一路上，居然没遇到一个行人。好比上海这座城市整体空寂了，时间也停滞了。

这就是 2020 年 2 月的骇人景象，火树银花不夜城的上海滩，被一种未知的病毒强迫空城。

我走得很快，远远看到医院门口停着一辆惹眼的红色 POLO 车，车旁边站着一个穿红色羽绒服的女孩，那应该是朱迪了。

打呼噜打出心脏病？

朱迪是一个典型的南方女孩，皮肤白皙，个头小小的，内双的丹凤眼乍一看好像不够艳丽，多看几眼就会觉得又娴雅又精神，两边颧骨上有着几颗淡淡的雀斑。总而言之，她就是俗称的"第二眼美女"，总给人一种特别舒服的感觉。

朱迪仿佛已经全部忘记了去年年底我们那次不开心，看我穿过马路走过来，兴奋地伸出手来，伸到一半又缩了回去。新冠病毒不但改变了上海的市容市貌，也改变了人们的生活习惯，网上流传着见面问候礼节已经从握手变成碰脚了！

太阳很好，但风有点大，像剪刀一样刮过街道。我跟朱迪相对而立，不停跺着脚。看我朝车辆驶来的方向张望，朱迪说："各地交通封锁，谢玉强刚打来电话说车才刚到莘庄。"我估摸了下时间说："按照今天的路况，他们要是现在已经在莘庄，过来也就是十几分钟的事情。"

往常门庭若市的医院门口，现在萧条凋敝，和煦的阳光照在枫林路两旁光秃秃的梧桐树上，遒劲枝丫上残留的种子像一颗颗悬挂的铃铛，在寒风中无助地摇晃。虽然是晴天，但不知道是不是我受心情影响，我总觉得空气中有一种说不清道不明的淡淡雾霭，空寂而清冷。

朱迪倒是挺有兴致的，叽叽喳喳聊起最新疫情动态："程老师，阚俊他们在武汉吃住条件都还好吧？"

"这个别担心，武汉当地已经做了最好的安排，我院欢送医疗队出发的时候，也举全院之力做了最全面的保障。"我随口答道。

朱迪又问："阚俊起先不是不愿意去监护室吗？"

我看了她一眼，她怎么还关心这个？确实，阚俊硕士念的是肿瘤内科，不过，我们医院每年招聘名额有限，那年肿瘤内科只有一个留院名额，阚俊竞争失败，但还是舍不得离开我们医院，就换专业去了重症医学科。医学虽然细化分科，但总体方向是一样的，阚俊就职之后，现在也在念在职博士，发展得挺好的。

"程老师你知道吗，阚俊其实毕业的时候总评是第一名！"

"哦。"我随口答道，心想，"这你也知道？"

"阚俊是被他们科卢主任给排挤了！"朱迪说着说着义愤填膺。

"哦，你跟阚俊很熟？"

"他规培的时候，在我们病房轮转过。"朱迪解释道，一边说，一边移开目光。

这倒是的。我们的年轻医生，无论是学生还是入职培训，都要参加大轮转。即便是以后做心内科专科医生，在定岗之前，也要到呼吸科、消化科、血液科、肾内科以及相关影像科室如心脏超声科、放射科等部门轮转，别小看在各科室锻炼这两三个月，这些实地操练的经验收获会为日后一生的临床工作打好基础、做好铺垫。

铁打的病房、流水的医生，阚俊当时是内科大轮转，当然在心内科待过，也值过夜班。我心中一动，装作无意看了朱迪几眼，这姑娘好像做了什么亏心事，小巧的脸蛋转过去瞄着门卫室。

我在心里暗暗发笑，估计那会儿在病房一同值过班、一同站过岗之后，这姑娘心里对阚俊有意思了呢。

见我没搭腔，朱迪别过头来："卢主任是牺牲阚俊去讨好领导了！"

"哦？讨好领导？"

"对呀，你不知道，肿瘤内科最后入职的是总评第三名！据说是复旦大学一个什么领导的外甥！"朱迪气呼呼地说。

我哑然失笑。说句老实话，能够考入我们复旦大学附属中山医院的学生，哪个不是学霸？到最后毕业留院的时候，除了学业成绩，还会参考实际动手能力、脾气性格、科研方面的热情等，自然还有我们院长樊嘉院士一直强调必须放在首位的以德为本。

这第一名和第三名，我还真不觉得个中能有多少猫腻。

朱迪见没能说动我，左右看了两眼，压低声音说："程老师你不知道吗，卢主任一门心思想晋升博士生导师，都运筹很久了！据说那个第三名的舅舅，在大学的教育处！"

我哈哈大笑，说："朱迪，你看这枫林路上，除了咱俩，一个鬼都没有，你怕谁听到呀！"

朱迪的脸微微涨红，也不好意思地笑了，不过她还是坚持己见："真的，我替阚俊叫屈！"

我意味深长地又看了她一眼："不用为别人叫屈啦，阚俊这两年挺不错的，也在职读博士了，现在在重症监护室独当一面，而且他有肿瘤内科的基础，以后说不定会出奇制胜呢！"

"嗯嗯！"朱迪急忙点头，"程老师，你说现在武汉是不是特别危险啊？"

"我觉得吧，危险肯定是危险的，不过现在从上到下都严阵以待，这种形势下应该不会出什么乱子。"我实话实说，"倒是你，就别跟高铁过去了，你都两三年不在临床了，去了也派不上用场。"

"我……"朱迪有点无可奈何。

我当然不会戳穿她的小心思，还是换个话题吧："朱迪，你当时为啥辞职啊，是不想当护士了？"

"这个……"朱迪抬起头来，望了一眼头顶的梧桐树，"呃，我爸爸生病了，得照顾家里，忙不过来。"

"啊?! 你爸生病了？什么不好呀？"我赶忙问道。在飞机上偶遇的老朱给我留下的印象实在太深刻了，那么吃苦耐劳的一对夫妻，好不容易告老还乡，怎么就生病了呢？

听到我惊讶的口气，朱迪连忙解释道："其实就是冠心病！还是在我们医院装的支架呢，请韩卓敏医生帮忙做的手术！现在还不错，他们现在也住在上海！"

原来，老朱和太太回国的时候，觉得老家人都熟，还是住在了义乌。浙商投资房地产的眼光是一绝，那次老朱来上海，没看中同乡推荐的浦东楼盘，而是在我们复旦大学上海医学院周围绕了几圈，就在距离医学院和我们医院不远的天钥桥路买了一套三居室，面积不算大，不过，同时还买了两间商铺。现在过了差不多十年，不动产增值翻本再翻倍还在其次，那两间天钥桥路上的商铺可变成了会下金蛋的母鸡，按照现在的行情，每年租金怎么着也得一两百万吧。朱迪可是货真价实的富二代！

朱迪来我们医院上班之后，一直劝说他们搬到上海来，老朱舍不得老家的风土人情，不肯来。三年前的春节，朱迪回老家过年。夜深之后，父母都睡着了，她熬夜刷剧，半夜上卫生间，听到了老朱在打呼噜。

上点年纪的男人，多半晚上睡觉打呼噜，但在学医的朱迪听来，老爸的呼噜声不太寻常。老朱的呼噜声轻轻重重，间隔时间长短不一，朱迪当即用手机掐起秒表，乖乖，老爸打呼噜间隔最长的时间长达 12.8 秒！

第二天，朱迪非常严肃地给老朱下了最后通牒，这次她回上海上班，爸爸妈妈必须跟她一起走！

春节过后一开工，朱迪就去呼吸科挂号，给老爸安排了呼吸睡眠监测，报告出来果然不出所料，老朱是一例"睡眠呼吸暂停低通气综合征"！

我们知道，健康的人体有赖于规律的基本生理活动，譬如体温、心跳和呼吸频率。其中，心跳和呼吸都应当维持在一定的规则频次之内。

睡眠呼吸暂停低通气综合征是指各种原因导致的，人在睡着之后反复出现呼吸停滞，进而引发高二氧化碳血症以及睡眠中断，导致机体发生一系列不良连锁反应的临床综合征。

睡觉时打呼噜不均匀，原因多种多样，最常见的是肥胖导致的上呼吸道特别是鼻、咽部位变窄，睡眠状态下上气道软组织和肌肉的塌陷性增加。除了肥胖，变应性鼻炎、鼻息肉、扁桃体肥大、软腭松弛、腭垂过长过粗、舌体肥大、舌根后坠、下颌后缩、颞颌关节功能障碍和小颌畸形等也会导致睡眠呼吸暂停低通气综合征。

睡眠呼吸暂停低通气的时间长了，因为长期低氧、高二氧化碳血

症，会导致血压升高、血管内膜增厚甚至斑块形成。

老朱确诊睡眠呼吸暂停低通气综合征之后，朱迪联想到爸爸年轻的时候那么干练，最近时常听到老妈抱怨他记忆力下降，索性去我院体检中心给老朱预约了一套全面体检，真是不查不知道，一查吓一跳，老朱不但血压偏高，左回旋支中段和远端狭窄超过90%！心电图也提示有心肌缺血！

所以，**家有男士睡觉打鼾，有时候得多长个心眼。如果男人上了年纪体重增加，变得嗜睡，夜间打呼噜，呼噜打着打着憋气憋醒，时常胸闷乏力甚至头痛，记忆力下降等，最好去医院呼吸科或者耳鼻喉科仔细排查，必要时完善夜间睡眠监测，这种检查需要在医院睡一晚上，在睡觉的同时采用仪器设备同步监测，不但能够明确是否存在睡眠呼吸暂停低通气综合征，而且能够查明夜间呼吸暂停的频率和严重程度。**

别小看睡觉打鼾，有些打呼噜其实是一种病，不但影响睡眠质量，长此以往还会导致高血压、冠心病，继而影响精神状态，让人变笨！

明确诊断之后，**轻症的睡眠呼吸暂停综合征建议调整生活方式，早睡早起、饮食有度、规律锻炼、减轻体重；而中度至重度患者，需要视具体情况确定治疗方法，有些需要对梗阻明显的咽喉部进行手术解除梗阻，有些则建议睡眠时应用小型便携式呼吸机。**

老朱查明病因之后立即入院，做完冠脉造影放好支架，朱迪再也不放爸爸妈妈回老家了，反正天钥桥路的房子一家三口住着正好。

就这样，老朱全家搬到上海，一家团聚其乐融融。

"真好！"我发自内心地说，"那你老爸现在怎样？"

"他现在挺好的，我跟我妈每天逼他去锻炼，现在体重也下来了，每半年复查结果都还不错。"

"那也不需要你照顾了呀！"我说。冠心病是非常常见的心血管病变，正规就诊制定治疗方案之后，也无须过于担心，大部分人还是可以胜任正常的工作与生活的。

"唉，我辞职吧，还是一时气不过，不想当护士了！"朱迪听了我的话，干脆敞快地回答。

"哦？"

"程老师，你也知道，我们高级护理十个有九个是奔着临床来的，可惜分数差了一点，落到了护理学院，我当年是想当医生的。"这个的确是事实。

不过，既来之则安之，医护不分家，护理学是现代医疗体系中不可或缺的重要组成部分，像朱迪这样正规大学本科生，留在我院护理部，无论在临床实践还是在科研方面也是有很多机会的。

朱迪放弃专业，除了老朱来我院看病，切身了解到护士工作的辛苦程度，舍不得让宝贝女儿继续这么值夜班之外，压垮朱迪信念那匹骆驼的最后一根稻草，是心内科病房的一个女患者。这位患者射频消融手术不顺利，把气撒在了朱迪身上。

"手术没做成跟你有什么关系？"我不解。

"程老师，你真是不了解我们护士的苦！"

心脏早搏得"五分治,五分养"

我看了看手机,不知不觉跟朱迪站在医院大门口已经聊了二十分钟了,怎么送鼻罩的车还没到呢?

我看了看朱迪,朱迪会意地想打电话。

我说:"再等等吧,现在是非常时期,不要催他们。"

然后朱迪说起她不堪回首的辞职经历。

那是一个五十多岁的女患者,是一例非常常见的心律失常、频发室性早搏,那次入院是再次做射频消融手术的。她因为频发室性早搏五年多,在外院服药治疗无效,就做了射频消融手术,但没成功,就跑我们医院来了。

心律失常就是心脏这个小房子的电路出了问题,频发室性早搏,好比是房子的电线一天到晚发生短路。所谓**射频消融术,就是将一根很细的导管,从大腿根部腹股沟处插入血管,沿着血管不断向前进入心脏。抵达心脏之后,可以通过先进的计算机标测技术,找到电线的肇事节**

段，采用局部电灼或者冷冻的方式将肇事的电线节段予以正法，心跳就会恢复到正常的节律。

这个手术从原理上来讲，很容易听明白，但实际操作是很难的。我们居住的房屋的电线经纬分明，那是因为电线大多包上了红的绿的鲜艳夺目的外皮，才能一眼分清哪根是哪根。而心脏里的电线就不一样了，都是肉做的，跟其他心肌混合在一起，敌中有我我中有敌。所以，在做手术的时候要先进行激发，就是想方设法诱导肇事电线搞事情，以便抓现行。

但有的肇事电线狡猾得很呀，平时招摇猖狂不停短路，但患者一躺到手术台上，尽管静脉滴注了异丙肾上腺素，它就是夹紧尾巴死不吭气。平时每天一万多早搏的患者，进了手术室愣是一个早搏都诱发不出来，这个女患者就是这种情况。

早搏无法诱发，找不到肇事电线自然不能进行射频消融，只能让她撤回病房。但等接送组把她送回病房刚走，患者自己感觉到早搏又开始发作了！她马上呼叫护士。那天当班的恰巧是朱迪，朱迪当时正在给另一个患者调整补液滴速，耽搁了几分钟才过去，女患者勃然大怒，指着朱迪鼻子破口大骂，非要朱迪马上把她推回手术室，因为她现在早搏发作了，可以手术了！

朱迪为难地解释："手术室的班次不能随时调整的，就算急诊手术，也得走流程，你这是平诊，还是等医生查房的时候决定吧。"

女患者虽然在噼里啪啦发作早搏，但早搏毕竟不是什么危重急诊，体力不受影响。令人意想不到的是，她突然从病床上跃起，一把抓住弯腰俯身的朱迪的头发，一边死命扯，一边嘴里大声不干不净地骂，污言秽语无法入耳，大意就是"你们护士不就是端屎端尿服侍人的低贱工种？老娘现在就是要马上去手术，你还以为我是在征求你的意见啊，你赶紧滚出去给我把医生喊来"！

朱迪一边讲述，一边胸口起伏不定，我也气得无以复加。

这种患者，按照我的脾气，直接扫地出门才对！别说朱迪其实跟临床医学毕业的医生一样大学寒窗苦读五年，就算是临时招聘的护工阿姨和保洁师傅，也不能如此对待吧？临床医疗脏乱苦差哪里没有？去看看我们内镜中心的同事，费尽心力解除肠梗阻，患者囤积数天乃至一两周的大粪喷涌而出，主刀和术者被溅到一身粪便是常有的事儿。

作为医生，我们从学生时代就要牢记并遵循"我不容许让年龄、疾病或残疾、宗教、民族、性别、人种、政见、国籍、性取向、社会地位或任何其他因素的偏见介于我的职责和患者之间"，但这样的恶人，她不配当我们的患者！

朱迪当时又气又疼，痛哭流涕，病房一片哗然，很快保安师傅来平息了局面，旁边病床上躺着的两位心衰患者实在看不下去，强撑着站起来，护送朱迪离开了病房。

没想到这个女患者依然不肯善罢甘休，第二天带着家属一直从病房吵到医务处。医务处老师详细了解情况之后，软硬兼施劝走了他们，对朱迪安慰了几句，这件事就算了结了。

朱迪实在太委屈，去找护士长哭诉。护士长说："朱迪啊，我们当护士的谁没被无理取闹过？有的还被打过呢！这种乱象连医生都难以避免，以后自己小心一点吧！"

眼泪挂在脸上的朱迪终于承受不住了，对着护士长拍案而起："啥意思？人家打了我的左脸，还要把右脸送上去？这么窝囊的事情，我不干了！"

听完朱迪的叙述，我半天不作声。

希波克拉底誓言如是说："我愿在我的判断力所及的范围内，尽我的能力，遵守为患者谋利益的道德原则。"医务人员要始终对患者充满爱心、同情心和理解，与之对等的是，我们也希望我们为之谋求利益的对象能够平等地回馈我们基本的信任和尊重。

"护士长，她也为难。"我憋了一会儿只能说出这么一句话。

"我对护士长一点意见都没有。"朱迪轻轻地补充说，"我们护士长，跟阚俊一批去武汉了。"

唉……

沪隆的车终于拐到了枫林路。司机说在莘庄上高架桥的时候开错道了，绕了半个上海总算赶了过来："我知道你们等得着急，我也急死了，这几天心脏本来就不舒服，刚才急得好像胸口处在翻跟斗"！

事不宜迟，我们齐心协力把三箱鼻罩搬到朱迪的 POLO 车上。就要告别，司机师傅看了看我，又看了看朱迪，说道："你们两位老师都是医生吧？我不好意思正好请教一下，我像刚才这样的情况经常发生，就是累了或者很急的时候，心脏就会乱跳，已经很长时间了，但每年单位体检的时候，心电图都说没事，这究竟是怎么了？"

朱迪随口回答："听你讲的情况，多数是心脏早搏吧。"

"早搏？"司机师傅一脸茫然。

"心脏像个小房子，早搏就是你心脏小房子的电线出问题经常短路一下！"朱迪随口答道。

"那我好好的为什么电线就短路了？"司机师傅还是不解。

朱迪继续随口回答："这个原因很复杂，得查。好比一幢小房子的电路出了问题，那可能是电线本身质量不过关，好比别人出生的时候，上天安排安装一等品电线出厂，你的呢，是二等品；或者是其他问题引发电线故障，因为心脏里的电线也是肉做的，如果心肌缺血，你的电线每天都吃不饱，那也会发生早搏。还有一些人呢，房子没问题，电线也是一等品，但是气候不好呀，房子偏偏造在海边，湿度大盐分高，也会影响电线的。所以，你得回去检查一下甲状腺功能啊，还有血压高不高呀，这些都很重要！另外，早搏跟情绪也有关系的，心平气和，就不太容易发生早搏！"

朱迪侃侃而谈，我看着她心中十分惋惜，她都离职这么久了，还能用如此浅显的比方，将早搏讲得头头是道，深入浅出，善于沟通，这是一棵学医的好苗苗，就这么半途而废太可惜了。

司机师傅听了朱迪的话，还有疑问："我这就回去查查血压，不过单位每年体检，我抽血化验的指标都是好的！"

"嗯嗯，这完全有可能！"朱迪甩甩头发，"**早搏呢，多数合并发生在冠心病、心脏瓣膜病、高血压等患者身上，不过，正常人也可以有早搏的。情绪激动、精神紧张、过度疲劳、消化不良，吸烟、饮酒或者喝浓茶和咖啡也有可能引发早搏发作的**，所以啊，如果检查了没啥毛病，只是单纯的早搏，就要调整一下生活习惯！"

"嗯嗯！"司机师傅连连点头，"我倒确实喜欢喝浓茶，这以后就不能喝了？"

"那也不一定！**正常人如果24小时动态心电图有那么几十个早搏其实不碍事的，也不用治疗，没啥危险性！**"

"医生，你说啥24小时？"

朱迪又甩了甩头发："**如果想明确早搏的严重程度，最好做24小时动态心电图检查**，就是去医院背上一个小型便携式心电记录仪，然后回家该干吗干吗，第二天再去医院拆除，医生会分析你一天一夜心电图的变化，这个检查不贵的，基本上各级医院都有！"

"嗯嗯！"司机师傅再次答应，不过小声嘀咕了一句，"可现在疫情看上去有点吓人，我还是过段时间再去医院吧！"

朱迪说："完全没问题！你都心悸四五年了，偶然发作的早搏不碍事！今天送好鼻罩回去好好休息休息！"

对于早搏的患者，除了治疗原发病，首先建议的还是调整生活方式，吃好喝好睡得好，再辅以药物治疗，很多人养尊处优一两个月之后，早搏会不治而愈。

就像我经常跟患者说的，古人云，生病了"七分治，三分养"，但**对心脏早搏而言，得"五分治，五分养"。只有对反复规范药物治疗无效且早搏频发、病情严重的患者，才考虑射频消融术。**

司机师傅十分开心，不但完成了任务，还顺带看了病。

我和朱迪跟他告别，朱迪也上了她的红色 POLO 车。等她发动引擎，我打算到医学院路上的联华超市碰碰运气，看看那里还有没有蔬菜。

如我所愿，虽然所有的店家都关门了，联华超市还开着。

我进到店里直奔生鲜柜台，好遗憾，除了两袋胡萝卜和两袋白萝卜，其余的蔬菜都卖完了，篮筐里零星撒落着几片绿色的菜叶子。

我绕着空空如也的蔬菜篮筐踱了几步，不由唉声叹气。

平时，医学院路上这家联华超市生意非常好，每次埋单都要排队，今天倒好，偌大的店铺就我一个顾客。我左手两袋胡萝卜、右手两袋白萝卜走到收银台，收银员拿起扫码机，我则举起手机上的微信付款二维码。

可是，这个收银员有点奇怪，她看了看我的萝卜，又看了看我，然后又看了看我的萝卜，再看了看我。

怎么了？我狐疑地也低头看了看，胡萝卜是黄的，白萝卜是白的，没毛病啊。

然后，这个收银员居然又看了看我的萝卜，再次将口罩上方的目光递向了我："你，是中山医院的医生吧？"

"是啊。"

被收银员认出来，这不奇怪，我经常下班了顺路来超市买点东西再回家，这里所有收银员的脸我也都眼熟的。

"你只买萝卜？"她继续问道。

我心想我当然不是只买萝卜呀："你们只有萝卜了呀！"

"还有青菜！"收银员居然不收银了，她居然放下扫码机脱岗了！只见她小步快跑到生鲜柜台，蹲下身去从蔬菜篮筐下面的柜子里掏出一大包青菜拎过来，"这是今天一早我自己买的，给你吧！"

我没弄明白咋回事，这个收银员自己不要了转卖给我？脑子再一转，不对呀，现在蔬菜最金贵，这么一大包，她不可能不要吧？

收银员看出了我的纳闷："我家里还有菜，再说每天上班自己买也方便，这些给你，疫情这么严重，你们医生辛苦了！"

哦，原来是这样！我的鼻子忽然有点不舒服，一种酸酸的感觉慢慢膨胀起来。

我吸了吸鼻子，快速付好账，拎着四袋萝卜和一大包青菜走出超市，才想起来，都没跟这位不知姓名的收银员道谢。

医学院路上依然空无一人，不知什么时候，那种不可名状的雾霾已经消散，暖洋洋的太阳照在身上，我快步朝家走去。

依然是清冷的楼道，孤寂的电梯。出了电梯，我又艰难地腾出一只手，从包里掏出钥匙准备开门，猛地一抬头，咦，我家门口居然站着两个人！

我们大楼的电梯厅朝北，采光不是很好，刚从太阳地里回来，眼睛还没适应，我吓了一大跳，萝卜和青菜差点掉到地上。现在可是新冠疫情时期啊，家家关门闭户，走亲访友统统取消，这俩人是谁？干吗站在我家门口？

第四章 | CHAPTER FOUR |
不念过往，不畏将来

厕所里的飞来横祸

清静的楼道里，电梯自动关门。

那俩人听到声响回头看到了我，迎了上来。是一男一女，各自戴着乳胶手套，脸上一人一个黑色大口罩。

我观其形、察其色、闻其声，哎哟，这不是我们楼上的葫芦丝芳邻夫妻俩吗！我们楼上楼下做了十年邻居，但平日并无交集，我只知道吹葫芦丝的男邻居好像姓李，他瘦长瘦长的，三十多岁，他老婆去年还找我看过病，当时虚惊一场，但我也没记住她名字。

葫芦丝夫妻俩走到距离我一米的地方，互相扯了扯，停住脚步。嗯嗯，不错，保持社交距离，这一项新冠预防措施执行得很到位！

问题是，我手里还拎着沉重的萝卜和一大包青菜呢，现在哪里都不能随便接触，也不能放地上，我只好一左一右继续拎着蔬菜，对着女葫芦丝先下手为强，准备速战速决："你们好呀，是来找我的吗？还是上次肌酶升高的问题？"

"不不不！"女葫芦丝急忙摆手，"程医生，你讲得没错，我后来复查过好几次，只要不跳舞，指标就会降下去！"

"那……"我心想，那为啥呀？这二位没看到我正在负重站立吗？

"是这样，程医生，真不好意思，你看你拎着这么多东西，我也不敢帮你拿，我……我老公，他从昨天晚上开始胸口痛，你也知道，我们现在哪敢上医院，熬了一天，他好像痛得越来越厉害，我们实在没办法了，想咨询咨询你。刚才你家刘医生说你出去了，我们就在这里等着你！"噢，原来又是一个胸痛，怪不得昨天晚上好像没有听到他吹萨克斯。

老刘在家里听到门口的嘈杂，打开家门，接过了我手中的蔬菜。我一身轻松继续面对他俩，现在是疫情时期，拜年都不能上门，邻居只能齐刷刷站在楼道里，也是一道奇观吧。

"你具体怎么不舒服呢？"我拍了拍手问道。

"胸口痛，还咳嗽！"男葫芦丝回答，仿佛为了证明，他说完这句话，紧接着咳嗽了两声，那是一种听着都觉得压抑的咳嗽声，仿佛喝水呛到了的那种呛咳。

"你既往每年都有体检吗？有高血压、高血脂、糖尿病吗？"作为心血管医生，我肯定首先要排查心肌梗死的可能性。

"没有没有！"女葫芦丝抢着回答，"他'三高'一高都不高，就是每天抽烟，讲了多少次都不听！"

"你是做什么工作的呀？你最近在吹萨克斯？"职业史也是我们问诊必不可少的环节。

"程医生，他哪会吹什么萨克斯呀！年头跟公司同事兴头上一起买了一个，随便白相（沪语：玩耍）的，没想到新冠来了，天天闷在家里，心里厢急色特（沪语：心里着急死了），只好每天瞎吹八吹。"

"这个新冠确实很麻烦，大家都很着急的。"我心想，"你瞎吹八吹，我们小孩可跟着遭殃了。"

"唉，程医生，你们不要紧的呀，还是当医生好呀，虽然老危险的，不过你们稳定呀，不管有没有病毒，人总归要生病的，你们医院反正不愁的，但我们就不一样了，我老公每天愁得吃不下饭睡不着觉！"女葫芦丝讲话跟打枪一样的，又快又脆，一连串发出来。

男葫芦丝看了他老婆一眼："程医生，我是开旅行社的，本来春节我跟朋友合伙包了五趟往返马来西亚沙巴的飞机，现在全黄了，预付的订金全部打水漂，我这几年赚的全部贴进去还不够。"

"所以他急色特了，每天又没事情做，只好吹萨克斯！"女葫芦丝补充道。

我了解了情况，同情之心油然而生，原本还想着待会儿乘机聊聊关于萨克斯噪声干扰 Happy 写作业的事情，也只好默默咽回肚子了。

突如其来的新冠打击，影响最大的就是他们这种职业了。旅游行业遭受灭顶之灾，原本每年春节是出游旺季，东南亚气候温暖，路途相对不算遥远，是上海居民首选的出国旅游目的地，有些小型旅行社，就靠春节一个月猛赚一把，一年都不愁，但今年不同，男葫芦丝年前还包机，估计赔钱赔到家了！

"赔钞票不说，我们看新闻，华山医院张文宏说要搞很久呢，不知道会不会到夏天，那我老公做旅游的，今年都别开张了！没有生意，公司房租还有员工基本工资都要出的呀！家里一点积蓄全部底朝天了！"女葫芦丝接着说个不停。

"昨天胸痛的时候，你在干吗呢？"我打断女葫芦丝，言归正传。

"我……"男葫芦丝飞快地瞟了一眼他老婆，"我在大便。"

"哎哟，我老公以前就胃肠不好，现在一直待在家里，人也不运动，每天就坐在那里吹萨克斯，便秘更加厉害了！每次上厕所，我跟侬讲，程医生，半个小时起码的，有时候一蹲就是一个小时，还好家里有两个卫生间……"

男葫芦丝不满地打断他老婆："程医生，我昨天大便，不是有便秘吗，就用力屏，屏了好久，终于大出来了，但是马上胸口痛得要命，我也不知道是怎么回事，想休息一下应该会好吧，昨天就早早睡了，结果半夜起来小便时胸口还是痛，今天还咳嗽了！"

女葫芦丝抢着说："侬是胸口痛好哇，咳嗽不搭界的，咳嗽是侬每天吃香烟吃出来的好哇！"

"这个，"我制止了女葫芦丝，"你不要大意，还是去我们医院急诊吧。"我们小区就在我们医院旁边，急诊走过去也就十分钟。

"哎呀，程医生，我们就是不敢去医院呀，不是说现在医院是最危险的地方吗？"女葫芦丝很不理解。

"那是让大家没啥大问题尽量别去医院，但真的生病了还是要去的呀。"我说。

"啊，程医生，我真的有问题？"男葫芦丝原本就紧张，现在更加惊慌失措了。

"嗯，"我说，"你可能是个气胸，得去急诊拍个片子。"

引发胸部疼痛的疾病很多，除了心血管疾病之外，气胸也是常见疾病之一。

众所周知，人体胸部是重要战略地区，胸部正中偏左是心脏，负责将身体各处氧分消耗之后的血液通过肺动脉输入肺部；左右两侧是肺，是人体与外部环境交换氧气和二氧化碳的场所。

肺部有无数肺泡，肺泡像无数微小的乒乓球结构，有序排列在一起，如果把这些肺泡乒乓球全部切开平铺，总面积能达到 60～100 平方米。在这里，依次通过鼻咽部、气管、支气管吸入的氧气通过乒乓球壁弥散进入血液，而静脉血中积存的二氧化碳也是透过乒乓球壁释放出去，完成每日维持人体健康必不可少的气体交换。

无数个肺泡乒乓球围绕着气管各级分支排列，大致就好比一串一串葡萄。左肺分上下两叶，好比由两大串葡萄组成；右肺则分为上、中、下三叶，有三大串葡萄。

左右两肺的葡萄又被一层膜包裹，以左肺为例，好比两大串葡萄用保鲜膜包裹好了，再放进左侧胸腔这个纸盒子里面。右侧也是如此。

在某些情况下，肺泡乒乓球破裂了，而且，保鲜膜也漏缝了，肺泡乒乓球里面的空气就会漏到原本密闭的胸腔纸盒子里去。

因为支气管等气道与外界相通，如果不及时查缺堵漏，那来自外部的空气就会源源不断通过肺泡乒乓球和保鲜膜上的裂缝进入胸腔纸盒子，使得胸腔纸盒子的张力不断增大。

胸腔纸盒子里面的压力过度加大之后，会反过来压迫肺部组织，造成外部富含氧气的气流无法顺利抵达肺泡乒乓球，甚至会影响到心脏的血液循环。

所以，**气胸严重者不仅会引发胸痛和刺激性咳嗽，甚至会危及生命**。

"啊?！蛮好一个人，为啥会得气胸啊？"葫芦丝夫妻俩貌似无法接受这个事实。

引起气胸的原因很多，其中有一种是自发性的，就是也说不出究竟为啥，反正你的肺泡乒乓球和保鲜膜就破了，一般多见于男性青壮年，尤其是吸烟者，在劳累时突然发作。**便秘是相当常见的一种气胸起病原因。**

"我早就讲了，侬要多喝水，大便实在大不出来，就用开塞露，侬就是不听！侬看看，现在搞出这么一大摊事体！"女葫芦丝一激动，更加话痨了。

我瞅着男葫芦丝好可怜，生病了还要被老婆骂，就打圆场多解释了几句。

"气胸这玩意儿性格太活泼了，不太好掌控，该发气胸的人总归要发的，只要治疗及时妥当，大部分都可以治愈，不过以后还是尽量注意，比如像吹萨克斯这种会增加肺部张力的演奏活动尽量就别搞了（这完全是出于医学立场，不是为了 Happy 哦），还有便秘呢，得饮食健康多吃蔬菜瓜果，实在不行听你老婆的用开塞露吧，别再屏了。"

听了我的话，女葫芦丝狐疑地追问："难道这个气胸以后还会再发？"

我说："生病这种事，谁能预料呢？先去医院把这次弄好吧！"

葫芦丝夫妻千恩万谢地告辞了，我看着他俩的背影叹了一口气。气胸这玩意儿，不发的人就不发，发的人则不好说了。有些自发性气胸会反复发作，有些积极的一个月能发两三次，三天两头往医院跑。

要解决问题，得在排查基础病因之后，急症者紧急排气，就是用一根粗针头扎破胸壁，排出逸到胸腔里面的气体，这种治疗立竿见影，马上就能缓解胸闷憋气难受得要死的症状。

但如果肺泡乒乓球和保鲜膜破裂的范围比较大，还是得做手术，修补的原理大致就是将保鲜膜和纸箱子粘起来，即便肺泡乒乓球再破，气体也无处可去。以前，频繁发作的气胸患者生无可恋，我们的医学前辈们甚至发明过往胸腔纸箱子里喷滑石粉（对，就是装修房子的时候泥水工师傅涂墙用的腻子）的办法，让胸膜强制粘连，当然这种方法现在已经逐渐淘汰了。由此也可见，频繁发作的气胸有多烦恼，甚至让人不惜以毒攻毒。

葫芦丝夫妻走了，老刘和 Happy 开门迎接我打道回府。

今天的午饭不但有萝卜小排汤，还有翠绿的新鲜青菜，吃饭的时候，我说起刚才男葫芦丝的气胸。

老刘一边喝汤，一边嗟叹，新冠病毒一时半会儿难以平息，估计会对民生产生非常深刻的影响。

Happy 在一边插嘴："谁让他吹葫芦丝，人家爆肝，他爆肺了！"

我说："可不能这么讲，气胸很痛苦的，做人呢，要有同情心。再说，也不完全怪他吹萨克斯，**很多疾病的发作都跟屏气有关。用力屏气时，腹压和胸腔压力都会升高，不但会诱发气胸，还会导致急性心肌梗死呢，我们就经常遇到大便使劲用力，结果一头栽在卫生间的心梗患者。**"

Happy 吐了吐舌头："原来厕所是个高危地带！"

我说："还真是的，**冠心病、高血压患者饮食方面得注意点，不但要少盐低油，也一定要注意保持大便通畅。**"

Happy 出生在医生之家，小小年纪被迫深受熏陶，不知不觉中了解了一些疾病的特征，譬如很多病变往往男女有别，她接着问："那是不是只有男人才会得气胸呀？"

我说："当然不是，气胸男生更多些，但女生也有。有一类特别的'月经性气胸'，就是每个月例行子宫内膜破裂出血的时候，患者的肺泡乒乓球和保鲜膜也遥相呼应地破一下……这个多见于肺部子宫内膜异位症，就是她的子宫内膜除了长在子宫里面之外，还有一小块'飞地'游走到了肺部，每次来大姨妈的时候，不但表现为月经，还表现为咯血和自发性气胸。"

Happy 听了眼睛瞪得好圆："就是每次来大姨妈的时候，不但下面要垫卫生巾，而且还会吐血？"

我看了她一眼，点点头："是的。我们以前就遇到过一个姑娘，每个月固定时间胸痛发作，同时咳嗽和咯血，后来去做了手术，之后就只需要用卫生巾了。"

趁着 Happy 啧啧称奇的时候，老妈乘胜追击："当医生非常有趣的，这个还不算最罕见的，我们还有……"

老刘毫不客气地打断我："程蕾蕾，孩子大了，你不要影响她，她以后的道路她自己选择，你别把自己的意愿强加在小孩身上！"

我很不服气："我没有强加啊，这些都是介绍，她有知情权！再说了，你看传染病卷土重来，小孩子以后得有立身之本，女生学医又稳定又可靠，有啥不好？！"

我跟老刘互不相让吵得不可开交，Happy 自顾自埋头猛吃了一阵，抬起头来先看看老刘，又看看我，冷不丁冒出来一句："老妈，你是不是偷看过我的手机？"

此言一出，我吓得戛然而止，老刘也立即偃旗息鼓，飞快地跟我交换了一下眼色。我一时慌了神，不知所措地放下筷子拿起手机，没想到天助我也，就在这个当口，吴译菡发来了一条信息："程老师，下一批援鄂医疗队名单定了，我下周去武汉。"

我再次吃了一惊，这就确定了？

跳肚皮舞跳出个心肌梗死？

我马上把手机递给 Happy："吴译菡姐姐也要去武汉了！"

老刘皱起了眉头，神情变得很严肃。

Happy 看了看我们，也没继续追问下去，吃完回自己房间写作业了。

饭桌上只剩下我跟老刘。他问："上午你去医院的时候，楼上夫妻俩敲门找你，那个女的说是找你看过病的，年纪轻轻有啥心脏病？"

我说："是啊，大概去年年底的时候，她有一次惊慌失措地找到我诊室，说是上班的时候突然胸口不舒服，就去了单位旁边的医院查了一下，心电图没发现问题，但抽血化验的两个指标升高十多倍也不止，吓得赶紧班也不上了，她知道我是中山医院的医生，就找过去了。"

"啥升高十多倍？"老刘问。

"肌酸激酶呀！"我回答。

女葫芦丝是个很好看的女人，身材婀娜匀称，走路的样子十分挺拔。

我就问她哪里不舒服，她说有些疲乏，胸口有点刺痛，跟同事说了，大家觉得心血管疾病比较可怕，动不动就听到有人猝死，还是检查清楚比较好，就陪她去附近的医院看病。结果，看病之前她只是感觉不适，看到检查结果之后简直天崩地裂："我才 34 岁，不会心肌梗死吧！"

我看了看她被泪水浸湿晕开的睫毛膏："你是做什么工作的呀？"

"我在工作室教小朋友跳舞。"她茫然地回答。

"跳什么舞呀？"

"各种舞都有，最近一个班是教跳肚皮舞。"她更加茫然地回答。

"那应该没事，"我笑笑，"不放心的话，再去验个血。你这个指标应该是跳舞跳出来的，不要紧的。"

"真的吗？"她破涕为笑，但依然将信将疑，"那我以后还能跳舞吗？"

"可以，以后随便跳，只是以后再验血，指标还会高！"

像她这样的情况不是个例了。

人体绝大部分细胞的形态都像一个软壳小鸡蛋，有蛋白有蛋黄，外面一个包膜。但实际上蛋白不是单一物质，里面有很多不同成分，而且，不同脏器组织的细胞蛋白里面蕴含的内容物也不尽相同。

比如，肌肉细胞里面有一些蛋白和酶，当肌肉细胞坏死破损的时候，里面的蛋白和酶就从原本封闭的软壳小鸡蛋里面流淌出来，进入血液。依托现代医学检测技术，我们可以通过测定血液当中特定的蛋白或酶，间接推断肌肉细胞的完整性是否遭受破坏。

　　肌酸激酶就是肌肉细胞蛋白中的一种成分，当血液中肌酸激酶浓度升高的时候，可以帮助诊断肌肉炎症。

　　但是，肌酸激酶是针对全身肌肉细胞的一种标志物，也就是说，无论是位于四肢、躯干的骨骼肌，还是分布在胃肠道的平滑肌，抑或长在心脏的心肌，这些细胞只要损坏，都会引发肌酸激酶升高。

　　"你肌酸激酶升高数十倍，是跳肚皮舞跳出来的！"除了舞蹈演员之外，很多运动员进行检测也会发现肌酸激酶明显升高。这是因为在运动的时候难免牵拉拖拽肌肉组织，造成一些轻微的损伤，其实并无大碍。

　　"如果想明确心肌有没有问题，那就得检测肌钙蛋白。"肌钙蛋白是肌肉组织收缩的调节蛋白，有好几种亚型。其中，肌钙蛋白 T 和肌钙蛋白 I 为心肌细胞所特有。如果这两个指标超出正常值，那医生就会十分警惕，刨地三尺也要找出其升高的原因。

　　肌钙蛋白 T、肌钙蛋白 I 升高，一般情况下提示心肌损伤，可见于急性心肌梗死、不稳定性心绞痛等。亦可见于肺梗死、心力衰竭、休克及其他导致心肌损伤的疾病，如胰腺炎、严重糖尿病酮症酸中毒、结缔组织疾病等。 因此，检测指标不正常，只能表示有问题，但具体是什么问题，还得结合其他指标。

　　肌钙蛋白 T、肌钙蛋白 I 数值越高，损伤范围越广，而且可持续性升高一两周时间。

　　所以，一旦发生如上不测，医生会安排不断复测这个指标，以观察治疗是否有效，监测病情往哪个方向进展。

　　值得注意的是，肌钙蛋白的检测有不同方法，每家医院采用的试剂盒也有所不同，所以，除非在同一家医院，否则就不能光对比肌钙蛋白绝对值的变化，而是要结合每家医院检测的正常值范围，请医生做出专业判断。

"哦哦，那，程医生，我肌肉细胞一直有损坏不要紧？"

"完全没有问题！"与运动相关的受损细胞的数量与整个人体的细胞总量相比，实在微不足道。

我讲完女葫芦丝那一次就诊经历，老刘变得更加严肃了："那这家人现在日子不好过，男的旅游公司今年一整年估计都没戏，搞不好明后年也够呛；女的教跳舞，现在学校都不让开学了，她在工作室当老师，又不像公立学校那样常规发工资，也没收入了。"

我一听，可不是吗，疫情一来，真的要有人生活难以为继了。

"短时间应该不至于吧，他们总归还有积蓄的。"我说完这句话，也摇了摇头。

老夫老妻絮絮叨叨聊到这里，老刘侧身朝着 Happy 房间的方向看了看。

Happy 的房门一如既往地紧闭着。小孩大了之后，尤其是进入青春期，对父母非常警觉，如果她知道我的确偷看过她的手机，那估计得闹得天翻地覆。

可是，我明明做得神不知鬼不觉，她为啥今天突然产生了怀疑？

唉，一想到这件事的来龙去脉，我马上头大如斗，老刘则更加头痛——女儿是当爹的上辈子的小情人，捧在手里怕摔了，含在口里怕化了，他哪能接受他女儿现在已经有小男生追求的事实！

去年 9 月开学住校，Happy 周日晚上送，周五下午接。事实证明，有苗不愁长，Happy 迅速适应了住校生活，周末回家还经常叽叽咕咕给我讲点宿舍趣闻。譬如晚上熄灯之后，她们寝室的五个小姑娘新鲜劲还没过去，经常夜聊。

我就问："你们上了一天课还不累啊？夜聊啥呀？"Happy 就说："聊大家的感情经历呀。"我又惊又笑："这刚上高一的小屁孩，有啥感情经历啊？"Happy 就说："当然有啊，我们班有人初中有过喜欢的男生，还悄悄跟男生打过 kiss 呢！"我又一惊，真是人不可貌相啊，那个小姑娘我去学校的时候见过，个头小小的，还没长开呢，就跟男生接过吻?！哎呀，我得跟 Happy 旁敲侧击，念书就得专心念书，小小年纪心思别想歪了。

这孩子大了有大了的烦恼，为了平稳过渡青春期，我早早买了几本书认真研读，旨在要跟步入十六岁花季的 Happy 同学好好交流，及时准确了解她的思想动态。平时甩手不管的老刘现在对他女儿非常上心，暗地里敲了好几次警钟："程蕾蕾，你得看紧一点！"

起初，我是不在意的。在我的脑海里，Happy 还是那个胖嘟嘟的、满脑子尽想着好吃的零食、就算考试考砸了也能吃好睡好的没心没肺的小娃娃。

可是，老妈的人生总能遭遇不期而至的打击。

第一学期期末考试之后，睿毅妈妈跟我敞开心扉畅聊了一番，讲完睿毅爸爸的病情，睿毅妈妈可能自己也觉得话题太沉重了，就故意岔开，开玩笑说："其实我现在也想开了，有些事情天生注定，我现在就想着，能让睿毅爸爸离开的时候不要太遭罪，以后呢，我安心把睿毅养大成人，也算是对他爸爸有个交代。"

我说："睿毅这次期末考试门门都比 Happy 考得好呢，你有这么懂事的儿子，以后不用担心的。唉，我们 Happy 数学不行，以后遇到难题，让她多请教睿毅吧。"

睿毅妈妈嘿嘿一笑，很无意地说："那不用吧，Happy 不是有学长教她吗？"

我没听明白："啥学长啊？"

"啊，你不知道啊？"睿毅妈妈说，"哦……也是，这种事，小孩肯定不会回家跟老妈讲的。"

她这么一说，我慌了，到底啥状况啊？

睿毅妈妈说她也不是很清楚，只是儿子有一次周末回家说，有个高二的学长在追求他们隔壁班的 Happy。睿毅妈妈问儿子怎么知道学长是在追求这个女生呢，睿毅说那个学长晚自习的时候，好几次专门到高一来给 Happy 送奶茶，晚自习结束的时候还在教室门口等着，护送 Happy 回宿舍，好多同学都看到了！

天哪！如果不是跟睿毅妈妈多说几句，我居然一无所知！

挂了电话，我扯着老刘钻进卧室，把刚刚得到的信息给老刘传达了一遍，老刘一蹦三丈高："程蕾蕾，这才高一第一学期，你怎么当的妈！"

我也乱了分寸，无从顾及老刘的无理指责："你别嚷嚷，这事我们得沉住气，我先去摸一下情况。"

还没等我想出怎么摸呢，当天晚上接到了班主任赵老师的电话。期末考试之后，班主任例行跟家长沟通孩子的成绩，分析完本次考试 Happy 的进步和不足之处之后，赵老师附带着提醒了一句："Happy 妈妈，班上有同学说，有个高二的男孩有时候会到我们班教室门口等 Happy，你知道这件事吗？"

我赶紧答复，说："我刚刚得到了消息，马上就会深入调查，查明白、摸清楚、搞透彻之后再向您汇报！"

那天吃晚饭的时候，我仔细看着 Happy，希望能从她的脸上找到点蛛丝马迹。但是她该吃吃，该喝喝，笑嘻嘻的好像没有一点心思。

我一边吃一边心里筹划，不能打草惊蛇，现在这局面只能偷偷施展老妈的终极法宝了！

第二天凌晨四点半，手机闹铃只响了一声，我骨碌坐起来，"啪嗒"打开床头灯。

老刘被吵醒了，眼睛睁开一条缝，嘟哝着说："你这么早起来干吗？"我一边麻利地穿衣服，一边以最小的嗓音回答："我去偷看手机！"

老刘听了居然也一骨碌从被窝里钻出来："我跟你一起偷看！"

"千万别！"我小声申斥，"你不行的，别添乱！"

我套上袜子，连拖鞋都没穿，蹑手蹑脚地穿过客厅，在 Happy 房间门口停了一下，然后悄悄握紧门把手，将房门打开一条缝。

房间里黑漆漆的，Happy 正在熟睡中。我让眼睛适应了一下黑暗，然后屏气凝神，将 Happy 的手机从靠近房门的小凳子上取在手中。

坏事开端，好事结局

Happy 从初二开始自我意识不断增长，也就是从那个时候开始，她提出她的手机要设置密码。因为我跟老刘上班都很忙，有时候 Happy 赶不上校车，就得自己打出租车或者乘坐公交车回家，所以必须给她手机。

但是老妈实在于心不甘，万一发生什么状况，家长一无所知总归不行。思来想去，我跟 Happy 深入交谈了一番，最后双方达成妥协措施：她可以给她的手机设置密码，但是我俩的手机密码共享，老妈保证不偷看她的手机，她也可以偶然解锁老妈的手机点个外卖。

协议达成之后，我真的没看过她手机。一则家长要信守承诺；二则高中住校期间不能带智能手机，她手机每周五天处于待机状态；三则也是我太忙了，自己的手机还来不及看呢，哪有心思看小孩的手机。

没想到，"万一的状况"这么快就发生了！

在黑暗中，我紧紧攥住 Happy 的手机，进入卫生间坐在马桶上打开。

Happy 的微信乱七八糟的，大多数都是跟同学的聊天和作业交流。我一边警觉地注意着门外，一边快速滑动屏幕。

很快，我就看到了想要看到的那个男孩。

这个男孩叫"糜盛豪"，大概是爸爸姓加上妈妈姓再起名的。

我点开 Happy 跟糜盛豪的聊天记录，一口气拉到顶部从头开始看。

我一边看一边倒吸冷气，Oh My God，糜学长居然跟 Happy 一起吃过饭！天哪，我马上回想到，确实去年国庆节，Happy 说要跟几个同学一起去上海博物馆搞社团活动，结束了同学们要聚餐。没想到是跟这个男生一起吃饭！

我竭力控制住情绪，接着往下看，在下一个页面，糜学长长篇累牍进行了正式表白——

Happy，在第一节发展课上，我就有点喜欢你了。这或许真的听起来很奇怪，实际上我也觉得很奇怪，甚至有一些疑惑。我没有想到我会第一眼就喜欢上一个女生。

还记得社团招新那天周二中午，我去问你借数学书，实际上我有书的，是想找个机会约你。那天中午，我没吃饭直接一下课就跑到寝室去洗澡，然后刷牙，那天我记得很清楚我刷了三次牙，然后还问同学借了漱口水，最后还喷了香水，当时真的觉得自己变了，变成了自己不认识的样子。平时从不在意打扮的我拿着柜子里的 5 件衣服去找其他寝室的同学，让他们帮我选一下该穿什么。

后来 10 月 5 日那天参加了上海博物馆的活动，在地铁站的时候，你的手机似乎突然刷不出来了。在前一天晚上，我想到你可能会忘带公交卡什么的，就问我妈要了一张公交卡，结果派上用场了，真的太神奇了。和你聊天的每个瞬间我都记得非常清楚，我不敢一直盯着你看，但眼角的余光一直追随着你上扬的嘴角。

那天我去你们班给你送奶茶，我也不太清楚该买什么，然后就还是按照直男审美选了珍珠奶茶。送之前想了好久，最后也就直接硬着头皮跑到你们班去了。

我一口气读完，却觉得事情更加难办了。

我原本是想找到线索之后追踪到底，不惜一切代价控制住局面。但看了这位学长发自内心的文字，我作为 Happy 的老妈居然有点感动是怎么回事？

我坐在马桶上沉吟许久。早恋是不合适的，但是，这个男孩子的感情是纯洁的、天然的、真实的。我左右为难，一方面是自己的女儿遇到男生如此表白，肯定会影响学习吧；另一方面这个男孩的事情如果不妥当处理好，或许会给别人的儿子造成难以承受的打击。人生之初的第一次，这种自然而然的青春悸动，应该合理疏导、引导才对。

不知不觉半个小时过去了，我从马桶上起来，走进卧室。台灯开着，老刘正半靠在床上发呆。

"你怎么没睡？"我很小声地问。

老刘的语气十分焦躁生气："我怎么睡得着？你偷看到了吗？"

我点点头，指指手中 Happy 的手机。

老刘一把夺过手机，急不可耐地看了起来。

等他看完，我重新悄悄地把手机放回 Happy 的房间。然后再也无法入眠，跟老刘一起嘀嘀咕咕商量接下去的解决方法，一直讨论到天亮，也没拿定主意。

按照我的思路，反正现在放寒假了，也不去学校了，春节之前也不搞社团活动了，这几天先按兵不动，伺机等到合适的机会，再把这件事顺势梳理好。

作为一名中年妇女，生活的历练教给我很多东西。不管做什么事情，都需要沉住气。好的事情、坏的事情总归会发生，但最终造成影响留下印记的其实是如何处置。

这些年来，我在自己的小纸条上经常重复写上"费斯汀格法则"这几个字，用以提醒自己。这个法则吧，其实是博文有一次微信转给我的。指的是，美国社会心理学家费斯汀格有一个著名的理论，即"费斯汀格法则"：生活中的 10% 由发生在你身上的事情组成，而另外的 90% 则由你对所发生的事情如何反应决定。

打个比方，老刘刚才吃饭的时候把萝卜小排汤打翻在地板上，如果我大发雷霆，半天对他冷言冷语，老刘肯定不服气，说不定我俩还会激烈争吵。这样他没法集中精力写科研标书，我也半天心情激动做不了任何事。而 Happy 肯定会受爸爸妈妈吵架的影响，虽然楼上邻居不吹葫芦丝了，她写作业的效率也会大大降低。然后，我因为吵架说不定耽搁了跟查舒阳的对接，结果新型鼻罩不能及时送去前线给阚俊他们使用……

在这件事情中，打翻萝卜小排汤其实只占 10%，而后面发生的一系列事情则是另外的 90%。由于我没有很好地处理、掌控好那 90%，直接导致原本相当美好的一天完全泡汤，甚至还会影响到明后天的家庭氛围。

　　而如果老刘打翻汤碗之后，我能够勉为其难贤惠地安慰老刘："没事，吃完饭我来收拾，多擦两遍地板不就得了！"那么，老刘肯定心生愧疚，没准儿他自己会抢着收拾残局，而 Happy 也不会受到干扰，我们家形势一片大好，我当然不会多浪费时间，那么随后的一切闹心事也都不存在了。所以说，当坏事发生时，我们虽然无法控制前面的10%，但是完全可以通过自己的心态和行为决定剩下的90%。

　　家庭主妇每天都有无穷无尽的琐事。我一边洗洗涮涮，一边满脑子是 Happy 和那个糜学长，连平时洗碗时一直打开的英语也忘记播放了。这件事不能再拖了，今天得有个了断，但是怎样才能不显山不露水而又达到目的呢？青春期的小孩，情绪波动大，对父母有意见、跟父母有冲突这都是正常现象，最怕的就是她从此不信任我，以后啥事也不跟我说了，那就糟糕了。哎呀，真是头疼啊。

　　家里一片安静，厨房的窗外也一片安静，天空中的几片白云过了好久都没有移动，仿佛时间都静止了。

　　思来想去，我决定先沉住气，以不变应万变。

　　当天晚上一直忙到 11 点多，关电脑的时候我两眼发花两腿发胀，摇摇晃晃站起身来，忽然想到，还有 Happy 的事情呢！

　　我打开书房的门，没想到 Happy 还没睡，这会儿正在洗澡，她关着门开着浴霸，卫生间里雾气腾腾，水花四溅，洗衣机上她的手机正在播放吵闹不堪的 RAP。

　　说句心里话，我自我感觉是一个与时俱进、能够不断接受新鲜事物的老妈。比如，我的编辑老师苦口婆心讲了好几年让我开微博，我都以没时间拒绝，但 Happy 初二有一次悄咪咪地说她注册了微博账号，我马上也开始玩微博，谁知道她迄今也不肯跟我互粉；比如，我一个每天案牍劳形的年近半百的中年妇女，也经常去哔哩哔哩网站和知乎网站浏览一番，虽然对"吃播"之类的视频其实不知所以然，但还是坚持看了几个，并且把屏幕下面的评论也仔细阅读了两遍，我得知己知彼，才有可能百战百胜；又比如，Happy 放什么歌曲，我也在手机上收藏，音乐无国界，音乐也没年龄沟壑嘛，我跟小孩听同一首歌，那我俩不就有共同语言了吗？不过，Happy 喜欢的歌曲，我最多只有一半能够接受，其余一半饶舌就算调到最小音量，也吵得我脑壳疼。

我一进卫生间，锣鼓喧天的 RAP 与水汽同时向我袭来。Happy 知道是我，没吭声。

水流哗哗的，我一边提高嗓门说："你怎么这么晚才睡？"一边眼睛瞥着洗衣机上她的手机。

Happy 边洗边回答："还有五分钟，马上就好了。"

五分钟！五分钟可是 300 秒呢！我眼疾手快拿起洗衣机上的手机，快速解锁，上下滑动寻找有没有新的动态。

"老妈，你进都进来了，给我拿下浴巾！"Happy 忽然说话，吓得我手一抖。

"老妈，你在偷看我手机！"Happy 唰地拉开浴帘，光着身体，双手叉腰，生气地高声叫道。

完了！我被抓现行了！

我嘴一抿，放下手机，扯过浴巾递给 Happy。

Happy 不接，盯着我问："你为啥偷看我手机？！"

洗衣机上的 RAP 依旧震耳欲聋，还好浴室和门都是双层玻璃，否则楼上楼下邻居都得来责问了。

我在喧闹的音乐和蒸腾的雾气中心一横，脸上绽开一朵大大的笑容："是啊，我想看看你一个同学的信息。"

Happy 大概没想到我会来这么一出，她接过浴巾，狐疑地问道："哪个同学？"

我觉得这会儿不能转弯抹角，直截了当可能更加有效，"我听说，有个高二的学长在追求你？"说完这句话，我两只眼睛所有目光聚焦到 Happy 的脸上，在头顶浴霸的烤炙下，Happy 洗得发红的小脸蛋上每根汗毛都看得清清楚楚。

让我没有预料到的是，Happy 继续擦拭身体，很不经意地说："你说的是生蚝吧，他已经凉凉了！"

"生蚝？"

"糜盛豪呀，大家都喊他生蚝！"

Happy 一边很不屑地继续拿着浴巾擦拭，一边跟我讲了事情的原委。

这位糜学长是社团活动的时候认识的，确实在追求她，还给她写了情书："老妈，你是不是前面也偷看过我的手机？你看过他给我写的信吧？"

当老妈的环顾四周，殷勤地帮她把拖鞋摆正。

Happy 继续说："其实没啥呀，他高二嘛，有时候数学题太难了，我就请教请教他。"

老妈的眼睛继续像雷达一样捕捉着 Happy 的表情，看她坦荡放松的样子，我悬了好久的心总算逐渐平稳落地。

"那，啥叫凉凉了？"

"就是我现在不跟他联系了！"

"为啥？"老妈又殷勤地把换洗的干净衣服递过去。

"因为他水平不行！有一次我问了他三道数学题，他教错了两道！"

我哑然失笑，如果这是真的，那这位生蚝同学想破脑袋恐怕也想不出，他的初恋遭遇滑铁卢，竟然是因为两道数学题。

"真的假的？"当老妈的一定得寻根问底，"你说凉凉就凉凉了？"

"当然是真的！"Happy 穿好睡衣，赌气地把手机打开塞到我鼻子底下，"你自己看！"

看日期，正好是期末考试之前，生蚝追问 Happy，他写的情书是否唐突冒昧，征求 Happy 的想法。

Happy 回复说："我现在不考虑这个事情，我先要集中精力把数学成绩搞上去，盛同学，你也好好复习迎接期末考试吧！"

"后来他没再联系你？"当老妈的继续试探。

Happy 转过脸来："老妈，你不都看到了？我不喜欢数学题做错的男生！"

"那如果数学题做对了呢？"

Happy 一把夺过她的手机，气呼呼地说："老妈，你真是太烦了！我跟你没有共同语言，我睡觉去了！"

老妈死皮赖脸地跟她走到卧室："听说生蚝还给你送过奶茶？"

"你怎么知道的？"毕竟是小孩子，Happy 扑哧笑了，"是呀，他来送过两次奶茶。"

"你都喝了？"

Happy 掀开被子钻了进去："我都没喝上几口！我们宿舍的乐乐和小甜，不要太喜欢起哄！生蚝找我的时候，她俩作业也不写了，一个躲在教室门背后，一个站在走廊对面，等生蚝一走，她俩就冲过来抢我的奶茶喝，还把珍珠都抠出来吃了，吃完给我传授经验，说生蚝买的奶茶真好喝，不过也得结合成绩和颜值。上次生蚝不是教错了吗，去食堂吃早饭的时候，她俩说可以为我牺牲，让我不用考虑她俩以后有没有奶茶喝，跟他断掉算了！"

听到这里，我实在忍俊不禁哈哈大笑。莽撞懵懂的青春期啊，在我跟老刘心里沉甸甸地悬坠了好些天的一件大事，居然以这么滑稽的方式自然了结了。

"Happy，妈妈跟你说，断了就断了，以后万一生蚝再来找你，千万别说什么难听的话，人家也是一片好心。"我刚放下了自己的女儿，开始担心人家的儿子。

"老妈你尽瞎操心，生蚝不会的，再说他马上就要高三了，做功课都来不及，考大学才是最重要的事！"

我摸了一把 Happy 温热的小脸，孩子长大了，会自己判断了，这次处理得很妥当，看样子当妈的是得逐渐放手了。

我正伸手去关台灯。老刘忽然闯进房间："你俩刚才在说啥？笑哈哈的。"

"没啥，讲了点学校里的事情。"我朝老刘使了个眼色，帮 Happy 把被子掖好，关上台灯，拉着老刘走出房间。

回到卧室，我把刚才的谈话一五一十跟老刘复述了一遍，老刘兴奋地一拍大腿，"真不愧是我女儿！"——看到了吧？立马又变回了"我女儿"——然后，他马上又把自己供上了一家之主的地位，"现在这个疫情吧，接下去还不知道怎样，据说所有学校都要延迟开学，程蕾蕾，你女儿的成绩可不能马虎，高一不打好基础，转眼就到高三，那时候再补就来不及了！"

我鼻子哼了一声，男人啊，还不都是这样，代词切换娴熟自如，真是服了他了!

　　不过我没跟他继续理论,一则今天心情相当不错,公事家事都进展顺利;二则确实也太晚了,现在,我怎么也过了 12 点才上床啊?一直以来,无论多么繁忙,我一直坚持晚上十点睡觉,不行,等忙完阙俊的这个鼻罩,我还是得恢复原来的作息时间。

　　我这么想着爬上床,很快沉沉地睡去,在进入梦乡的最后一刻,忽然意识到,吴译菡就要去武汉了呢。

装了起搏器能做磁共振吗

2020 年 2 月 16 日，全国新增密切接触者 17 600 例，解除医学观察的密切接触者 28 179 例，新增确诊病例 2 048 例，死亡病例 105 例，治愈出院病例 1 425 例，累计治愈数据逐步走高。

我的目光飞快地划过电脑屏幕上的最近疫情播报，虽然疑似、确诊和死亡病例还在增加，但"全国重症病例首次出现单日下跌"这几个字表达的积极信号实在鼓舞人心。只要保持这个势头，胜利应该就在前方。

阚俊发明的新型鼻罩已经通过沿江高铁顺利抵达武汉，一线的同事们戴上鼻罩发来了实况视频，后续的鼻罩还在继续生产，运输对接的事儿交给朱迪特别放心。

好不容易松口气，我起身站到书房的阳台上，俯瞰我们小区的小花园，草坪在寒风中萧瑟发黄，四面的灌木也变得十分稀疏，儿童乐园里的红色滑梯显得格外醒目。

我张开手臂上下活动了一会儿，手机响了。

电话接通，博文一句问候都没有，劈头盖脸先发问："蕾蕾，装过起搏器能做磁共振吗？"

我一下子摸不着头脑，这么老远从武汉打电话给我，就为了这事？

虽然不知道她葫芦里卖的是什么药，我还是老老实实回答，**一般不建议装过起搏器的人去做磁共振**，因为起搏器含有金属成分，而磁共振检查利用的是强大的磁场效应，装了起搏器之后做磁共振，有可能引起起搏器电极移位、发热或者起搏频率改变。

磁共振是一种目前应用相当广泛的影像学检测手段，由于其无辐射、分辨率高，被广泛应用于临床医学与医学研究。在进行磁共振检查时，人体所处的人工磁场强度控制在人体可以承受的安全范围之内，不会对组织脏器功能产生明显影响。

但人体异物就不一定了。除了前面说过的大件金属植入物，在检查完磁共振之后，有些人大面积文身色彩中含有的碳离子等成分也会因磁力而发生图案变形。

然而，也不用担心，**最近十年来，很多厂商都推出磁共振兼容起搏器，也就是说对起搏器的传感器等部件进行了材质上的更新换代，所以，患者装了这种类型的起搏器之后，是可以进行磁共振检查的。**

"哦。"博文若有所思地答应了一声，又问，"那你觉得 2013 年南京鼓楼医院用的起搏器会是怎样的呢？"

"那我哪知道！"我脱口而出，心想，"博文你这么聪明的人，怎么问出这么傻的问题？"起搏器各大医院心内科都能装，但具体用什么品牌的产品，那就不好说了。就像徐家汇的第六百货、东方商厦、太平洋百货还有港汇恒隆广场都卖衣服，但卖的可能是同一个牌子，也可以是不同服装厂的，这个怎么说得清楚？

"你估猜一下呢？"

博文如此刨根问底，究竟有何内情？我想了想说："真的不好说，得看起搏器说明书。"

"那，如果这个患者去做磁共振，会死吗？"

我说我不知道。实际上，尽管既往临床上认为装起搏器是做磁共振的绝对禁忌证，但实际上近年来都有多项研究证明，起搏器在磁共振线圈中发生的部件位移和零件发热并没有那么明显。而且我们不止一次遇到过粗心大意的心律失常患者，明明装过起搏器，但一着急忘了，做了磁共振，后来也没啥。这些患者后来也都去做了起搏器参数检验，没发现特别的异常。换而言之，就算磁共振对起搏器有影响，应该也不致死吧，至少我没遇到过。

因此，**装过起搏器的患者也不要杯弓蛇影，一般生活中用的微波炉、电磁炉，还有机场安检等，避免靠近紧贴，基本上不会引发起搏器功能障碍**。手术之后，还是基本可以跟正常人一样工作与生活的。

如果植入的是磁共振兼容的起搏器，那在一定功率的磁共振成像条件下都是安全的，更加谈不上危险不危险。

"你确定？"博文进一步逼问。

我哑然失笑："究竟是怎样的患者，你不告诉我具体情况，我怎么确定？"

博文这才恍然大悟地笑了一下："哈哈，不好意思啊，蕾蕾，有个纠结的情况，我就来请教你。"

我说："没事没事，你要不把那个患者的详细资料发我一下？"

博文没头没脑地回答："没有资料。"

我心里更加奇怪了："没资料你一个心理医生问起搏器问得这么起劲干吗？"再一想，更不对了，她不是跟韩卓敏在一起，为啥舍近求远打电话问我呢？

"那这是你现在的患者？"

"也不是。"这啥意思？是你的患者就是，不是就不是呗。

"那你让卓敏看过吗？"我索性问道。

"呃……还没来得及……"

说到这里，我又想起嘉琛的病："不知道嘉琛最近怎样了。"

换了一个话题，博文的语气没再绷着了："他最近一段时间都还可以。"

"卓敏和卢晓恺都那么聪明，嘉琛小时候那么暖，怎么莫名其妙得病了？"

博文回答说："这个到现在也没研究清楚，跟先天敏感性格和后天环境影响都有关系。一般认为抑郁症患者多数经历过需求受阻、生活挫折和重大打击。不过有些人即便遭受打击再大也不会丧失活力，有些人就会就此一蹶不振。"

我还是觉得嘉琛太可惜了，接着问博文："那他以后能恢复到正常人的状态吗？"

博文犹疑了一下："有这个可能，但不要指望完全正常，病情会反复的。"

我叹了口气，说："博文你们几个去武汉辛苦了，有啥需要我跟老刘做的，我们一定全力以赴。"

博文笑笑说："情况在一点一点好转，政府和民间渠道送来很多物资，前面医疗用品短缺，现在也在逐渐添置弥补，而且，现在大家对新冠病毒的认知也越来越深入，虽然现在还有很多重病号，但大家都在努力啊，你们不还做了鼻罩送给我们吗，我今天都用过了。再说，还有更多的医疗队来武汉，有了人手，各方面能做得更加细致。我觉得这场抗疫战我们能打赢。"

我说："对对对，我们医院下周又要派队伍去武汉！"

"我早知道了，你们科的吴译菡也来。"

哦，对的，韩卓敏说过，嘉琛那次吞药去我们医院急诊洗胃，是吴译菡当班，她们应该是那次认识的吧？

"蕾蕾，谢谢你，我问问鼓楼医院以前的同事，看看能否调出这个患者的病历。"博文接着说道。

对呀，她刚毕业的时候，不就是去南京鼓楼医院工作的吗？

小龙不幸离世，她差不多有大半年时间变成一具行尸走肉，她也明白人死不能复生，但是丧失了快乐的能力。她变得极端理性，那种理智等同冷漠，在任何时刻都能成为感性的主宰，掉着的眼泪可以即刻喊停，笑意和悲伤是有闸门的溪流，随意停滞。

那种感觉，就好像是灵魂和大脑皮层的夹缝里空了一块黑洞，喜怒哀乐之类的情绪走到大脑皮层就踯躅不前，和灵魂隔岸相望却永无交集。整个人就像一根缓慢绷紧的弦，一寸寸累积、承重，仿佛大厦将倾，却被灵魂里的冷漠轻描淡写地接住。一切情感悬挂在离地一步之遥的空中，塌不得塌，逃无可逃。

她也是后来才明白，那就是抑郁。

这成为她后来选择心理医学的一个重要原因。

一直到考研回到上海，她还是会在午夜毫无征兆地惊醒，胸口起伏，浑身大汗，再也无法入眠，独自坐在宿舍，看着黑漆漆的窗外，感觉小龙的离去，伴随着整个世界的背弃。

所幸，最终博文还是摆脱了那条黑狗。

"我挺喜欢自己的工作，蕾蕾，你永远不知道，每个人都是一片海洋，在深海里藏着各种各样不为人知的故事。"有一次，博文对我说。

我说我知道，我们每天的经历平平淡淡，那是因为没有撕开看。我们也经常遇到匪夷所思的患者。

有一次，我门诊来了个 30 岁不到的男生，浓眉大眼，跟不知道是女朋友还是老婆一起乐呵呵地来找我看病，他躺到床上去做心脏超声的时候，还抓着那个女生的手，女生害臊地甩开，对我说："程医生，他好奇怪哦，只能朝左边睡，换个姿势胸口就疼！"

女生这么一说，我觉得像是急性心包炎，**病毒感染引起少量心包积液的时候会伴发胸痛，而且这种胸痛跟体位有关，就是你转变身体姿势的时候，胸口就痛。**

我拿起心脏超声探头仔细观察他的心包。可是，不管从哪个角度观察，他都没有心包积液，我只是在左房室沟（左心房和左心室连接处）的侧面，看到两三个细小的强光点，实在不清楚那究竟是什么。

我怀疑这个男生与体位相关的胸部疼痛可能跟这几个强光点有关。

随着年纪增大，心脏里的瓣膜等结构以及心包还有大血管的管壁也有可能发生钙化，由此在超声图像上显示为强回声。但他太年轻了，而且即便是钙化，也达不到那几个小点的强度。那几个小点吧，不太正常，我咋感觉有点像金属异物呢？可是，谁的心包里会出现金属异物啊？

所以，我帮他联系了心外科的同事继续查。

隔了一周，心外科同事给我发来三张手术照片。在蓝色手术铺巾上，横着一把钢尺，钢尺的旁边，是三枚生锈带血的缝衣针。

　　这三枚缝衣针，是从那个小伙子的心包中取出的，万幸的是，缝衣针锈蚀之后，没再戳破他的心脏。

　　但这三枚缝衣针究竟是什么时候、经由什么人、出于什么目的放入他的心包，心外科同事再三追问患者和家属，也没有得到答案。

　　每个人都是一座城，并且锁上了门。

　　有的人终其一生，也没打开过城门。

　　我想，博文孜孜追问装了起搏器做磁共振是不是会发生危险，这个装起搏器的患者是不是也有无法公开倾诉的隐情？这个患者现在应该是感染了新冠病毒，由于心理问题而被博文接诊的吧。

　　心理医学在我国一直没有得到足够的重视。博文当年考心理医学研究生的另一个原因，其实是心理医学的考分相对较低。人们得了冠心病、高血压、早搏，会到医院求助，但有焦虑或抑郁，经常觉得"自己好好放松"就可以了。在医学院的各个专科当中，心理医学也一直处于边缘地带。

　　其实，临床各科的患者当中，都有可能有人合并各种各样的心理问题。心理疾病疑难隐蔽，经常跟其他躯体病变交织在一起，诊断和治疗都相对困难。我就经常遇到从外地辗转来上海求医的难治性高血压、顽固的频发早搏患者，患者和家属陈述病史时共同的疑惑在于，高血压和早搏不是什么疑难杂症，为什么十多年来一直治不好呢？

　　对于这些患者，我一般马上会询问他们的睡眠情况，因为失眠和抑郁、焦虑三者之间的关系错综复杂，40%～92% 的失眠症状由精神疾病引发。**约 70% 以上的抑郁患者伴有失眠症状，失眠伴焦虑的患者占 20%～30%**。甚至可以说，如果心脏觉得不舒服却查不出原因，或者有心脏病，但严重程度与病情不相符合，再加上睡觉睡得不好，那焦虑和抑郁肯定是大概率事件。

我脑子里各种念头此起彼伏，但博文欲言又止，我也没办法，只好说："哎，你那个起搏器患者，要是需要的话，随时联系我，最好的办法是找出当时的出院小结，手术记录里都会写清楚起搏器型号的，从型号就能查到是不是磁共振兼容的。"

博文答应了一声，挂断了电话。我拿着手机愣愣地在沙发上坐了好一会儿，跑到卫生间洗了把脸，集中精力坐到书房我的宝座上，先回复邮件。

半天没看邮箱，一下子又来了二十几封邮件，我从最近的开始处理。虽然"一次性医用防护鼻罩"已经签约，试用品已经送至武汉，但依然有来自四面八方的企业和热心人前来联系我，愿意为一线医务人员的抗疫防护贡献力量。

我花了一个多小时才回复完所有邮件，紧接着电话联系阚俊。

阚俊先开口："程老师，我昨天发你的微信，是不是没看到呀？"

我说："我昨天的微信都回复了，哦，不好意思啊，我有个每天清空微信的恶习，昨天太累了，可能不小心把你的信息给误删了？我也正好要告诉你，现在沪隆开工的车间都在竭尽全力生产呢，明天第二批次也会送出啦！"

阚俊说："实在太好了，那下周新的医疗队来了，也够用了。"

我脑子里忽然冒出一个念头，故意说道："对呀，下周去的医疗队有我们吴译菡，你们都知道名单了吧？"

阚俊爽快地回答："当然啦，程老师。"

我接着问道："听说吴译菡这次去武汉跟韩卓敏有关？"

"那倒不是，吴译菡肯定要来的呀，她妈妈现在在我们病房！"

用生命修正新冠病毒感染诊断标准

啊？吴译菡的妈妈在武汉？这小姑娘怎么从来没提起过？可是不对啊，吴译菡不是南京人吗，跟韩卓敏是同乡，她妈妈怎么在武汉？难道还感染了新冠病毒住在金银潭医院？

我百思而不得其解，只好问阚俊："你昨晚找我啥事啊？"

"呃，程老师，我昨晚是想请教你一个专业上的问题，装了起搏器的人能做磁共振吗？"

我惊愕万分："阚俊，刚才许博文医生打我电话，问了跟你一模一样的问题！"

阚俊喃喃自语："许医生也知道了？"

我实在忍不住了，提高音量问道："许医生知道什么？"

大概是我的嗓门提得太高了，阚俊被吓了一跳，赶紧回答我说："许医生是不是也知道我们现在的 19 床是吴译菡的妈妈？"

我把手机扔在书桌上，把免提音量开到最大："阚俊，究竟是怎么回事？你一定要告诉我！"

阚俊迟疑了一下，说："程老师你别着急，我这就跟你说。"

他今天轮休，在宾馆自己的房间里，一边通话，一边从电脑上给我发图片。

第一张图片是在重症病房拍摄的，在靠窗的病床上，躺着一位患者，床旁是 ECMO 机器，旁边的输液杆上挂着补液。照片的光线不是很好，患者的脸也被遮挡了大半，床头卡上标注着 19 床。

ECMO 是体外膜肺氧合机的简称，又叫"人工肺"，可以对重症心肺功能衰竭患者进行长时间心肺支持，是近年来重症医学领域的巅峰技术之一，在本次疫情期间为危重症患者的抢救赢得了宝贵的时间。

所谓"体外膜肺氧合"，说得直白点，其实就是另一种体外循环技术。

在进行心脏外科手术的时候，原本充当全身血液中转站的心脏被暂时搁置了，此时应用的体外循环临时替代心脏和肺脏的功能，将血液引入体外循环机器，让血液与氧气进行结合之后，再输回至身体。不过，普通体外循环基本上几个小时就结束了，如果长时间心脏及肺脏不能正常发挥功能，而又不得不撤去体外循环，对于患者就意味着死亡。

在这种情况下，ECMO 应运而生。它和普通体外循环最大的区别是：首先，普通体外循环数小时结束，而 ECMO 可以长期运行（几天至 30 天，甚至更长）；其次，体外循环是在心外科手术室进行，设备较大，而 ECMO 可以在监护室进行。

对于老百姓而言，很多人第一次听到"ECMO"这个词是因为前中国台北市长柯文哲的故事。他原本是台湾大学医学院创伤医学部主任，也是将 ECMO 引进台湾的第一人，采用这种体外膜肺氧合技术将很多重症创伤、心脏移植的患者从死亡边缘挽救回来。

这个 19 床应该是感染新冠的重症患者，否则不会给她上 ECMO。

第二张照片还是 19 床。这张照片上 ECMO 已经撤了，患者躺在床上，脸庞清瘦，我从侧脸就能辨识出，她应该是吴译菡的妈妈，译菡遗传了她那双丹凤眼。她睁着眼睛看着窗外，但眼神是涣散无力的。

这些照片应该是阚俊在病房用套着保护膜的手机拍的，不是特别清楚。但照片放大之后，还是能隐隐约约看清楚病床侧面的床头卡，上面写着：19 床，雒文娟，女，51 岁。

咦，这个名字我好像在哪里看到过。

因为"雒"这个姓太少见了，我好像第一次看到的时候，还得意地向 Happy 揶揄过老刘："你爸肯定不认识这个姓，这个字念 luò！"

刹那间，我想起来了，我是在新闻中看到这个名字的。

疫情暴发时，所有人措手不及。一开始，人们以为是 SARS 卷土重来，但很快就发现它不是 SARS，它比 SARS 传染性更强，大家尝试了很多方法，都找不到特效手段，只能对感染者采取支持和对症治疗措施。而最恐怖的一点是，对于这种新的烈性传染病，我们无从预测病情进展和预后，尤其是 40～50 岁的中年人死亡率反而较高。就像面对一个无色无形无味的恶魔，我们握紧双拳冲上去，却只打到了空气，那种深深的无力感，让人更加挫败。

即便如此，身处前线的抗疫英雄们也没有放弃。他们一边冲锋，一边救治；一边思考，一边改进。国家卫生健康委自发布《新型冠状病毒感染的肺炎诊疗方案（试行）》以来，不断对指导意见进行修正，每次的修订意见都不是空穴来风，而是从临床一线用感染患者乃至殉职医务工作者的生命重新修订。

　　暴发新冠疫情初始，大量疑似病患出于种种原因导致核酸检测呈阴性或没有机会做核酸检测而无法确诊。根据 1 月 27 日公布的《新型冠状病毒感染的肺炎诊疗方案（试行第四版）》，确诊病例需核酸阳性或病毒基因测序显示与新冠病毒同源，仅有流行病学史和临床表现的只能判定为"疑似病例"。

　　武汉各家医院发热门诊人满为患。肺部 CT 已经显示出严重病变的许多患者，无法通过核酸检测确诊入院，只能回家自我隔离，有些人甚至倒在医院门口。

　　在武汉市中心医院担任影像科主任的雒文娟接到不少这样的求助，作为医生她无能为力，内心无比刺痛。

　　那段时间，雒文娟夜以继日地看片子。对照核酸检测结果，她发现许多患者 CT 图像白花花、肺部炎症表现的首发部位和发展趋势有相似或相同表现，但他们的核酸检测均为阴性。

　　雒文娟认为，核酸检测阳性或病毒基因序列与新冠病毒高度同源是确认新冠病毒感染的金标准，但其检出率与患者病情轻重程度、病程发展阶段、样本取材和实验室检测条件等多种因素有关。

　　一个想法渐渐在她脑中形成：以 CT 影像作为新冠肺炎诊断的主要依据。她清楚，这个提议可以让大批无法确诊的"疑似病例"得到救治。

　　在秩序动荡的武汉，她想到的是必须在第一时间让国家得到这个信息。

　　经历一夜辗转反侧，雒文娟编辑了一条长长的信息发表在朋友圈。

　　这条信息转发量疯涨，效果不啻地震，仅仅一天后，第五版诊疗方案增加了"临床诊断病例"。（注：后来核酸检测能力大大提升后，取消了"临床诊断病例"。)

2月12日，临床诊断病例纳入湖北省报告数据，即根据临床症状和CT影像，把具有新冠肺炎影像特征的疑似病例判定为临床诊断病例，并予以单间隔离治疗，挽救了成千上万原先被医院拒之门外的患者，也因此挽救了他们的家庭，修正了武汉乃至全国的抗疫方向。

也因为如此，原本作为"辅助科室"的各家医院影像科变成抗疫尖刀连，影像科医生每天守着CT机白天黑夜运转，住在医院里连续读片。

我情不自禁回想起前两天又一批新型鼻罩运往武汉之前，我给武汉亚洲心脏病医院影像科马小静主任发去微信，告知可以到金银潭医院找我们医院阚俊医生给同事们领取鼻罩。可是，当天马主任没有回复。

我心中很是纳闷，我与马小静主任相识已久，平时也时常进行专业上的交流，她是我非常敬重的同道，每次聆听马主任的讲座，都让人获益匪浅。而且，马主任特别会照顾晚辈，总是令人如沐春风。

第二天，马主任还是没有回复。

第三天，马主任依然没有回复。

今天一早，我还是在微信群里得知马主任的消息，原来她身先士卒，每天亲自推着心脏超声仪器到监护室为患者做检查，然后回到读片室继续阅读积压的患者肺部CT影像，争取让疑似病例以最快的速度获得检查报告。因为其他医院的感染科与呼吸科无法完全容纳下当时的发病患者，即便作为心脏病专科医院，他们也责无旁贷。在连续两周超负荷运转之后，马主任不幸中招。

她从2月8号就腹痛腹泻，没食欲没精神，但是因为不发烧也不咳嗽，所以没往新冠病毒上面想，买了点腹泻药吃上，一直坚持上班。

直到 11 号，情况还是没有缓解，就拍了个胸部 CT。他们自己科室的技师长看到结果都快哭了，因为马主任右上肺已经有了一个三公分的病灶。

听闻这个结果的马小静主任并没有慌张，她收拾好东西，穿好隔离服，给超声科主任、放射科主任、技师长们都安排好了工作，还不忘叮嘱他们做好防护："你们这几天防护工作一定要做好，同伴之间相互监督，看看衣服穿没穿好，口罩戴没戴好，科里分好清洁区，不太用得到的地方就封起来……"

随后她离开医院回到家中，等待两天后的复查。13 号的武汉下着小雨，马主任踩着雨点来到自己医院的发热门诊接受核酸检测，然而报告单上清楚地印着"阳性"两个大字。

14 号一大早，马主任在丈夫的护送下住院接受治疗。在她入院期间，接到了一个来自家庭的噩耗，她的公公与婆婆被确诊为新冠肺炎。她的公公曾经参加过抗美援朝，在朝鲜战场待了三年多回到祖国，如今却死于新冠病毒感染。

起病开始的一周内，人感到特别乏力，躺在病床上什么都吃不下去。吃早饭的时候，一个鸡蛋马主任吃了二十分钟，她说："我觉得我一定能战胜这个疾病，我们医院有很好的医疗条件，我坚信同事们能够治好我的病，我更有必胜的决心。就算我吃饭咽不下去，吃药吐出来，我也要压抑住对疾病的恐惧。"

这篇短短的报道看得我热泪盈眶，这几天没收到马主任的回复，是因为她躺在病床上虚弱地连手机都举不起来了！

在武汉，多少白衣英雄前赴后继冲上前线，责无旁贷并且毫无怨言。他们与新冠病毒奋战不休，有多位成为拥有着患者与医生双重身份的"战士"。比如马小静，还有雒文娟。他们不但以自己的血肉之躯抵挡病毒侵袭，而且以切身体验，推动新冠病毒感染的诊断标准几经修订。

跟马小静主任一样，雒主任也是半个多月没有离开医院，她办公室的门把手上挂着各式各样的口罩，纱布的，N95 的，有的已经破损了。疫情初期物资相对匮乏，她把戴过的口罩用热水洗了紫外线消毒重复再用，实在太累的时候，就在办公室的简易行军床上打个盹儿。日夜操劳使得她的抵抗力下降，病毒乘虚而入，她被救护车送到了金银潭重症监护病房。

我的脑海里回忆起网上看到的雒文娟主任的事迹，心中万分感慨，怪不得吴译菡那么优秀，原来她的妈妈如此令人敬重！这样的英雄妈妈，她的女儿理所应当陪护在她的身边。

如此看来，"吴译菡早就应该去武汉了！"我不由得说道。

"这个……"阚俊有点为难地说，"她们好像已经很久没联系了……"

心跳慢就得装起搏器？

成年人的世界永远没有"容易"二字。这一点，吴译菡在很小的时候就知道了。

回忆童年，吴译菡能够想起更多的是跟奶奶在一起的点点滴滴，她是奶奶带大的。奶奶给她做饭，接送她去学校，给她梳辫子，为她买清真韩复兴板鸭店的盐水鸭。从小到大，奶奶是一家之主，是全家人的主心骨，她爱依偎着奶奶听她讲话，爸爸更是对奶奶唯命是从。她虽然年纪小，但也本能地感觉到，奶奶和妈妈之间有着深深的隔阂。妈妈在家里不太爱笑，话也不多。妈妈总是很忙，别人家的妈妈早上去上班，傍晚下班回家；但她的妈妈因为是医生，要不停值夜班，经常晚上也不回家。

吴译菡上高中的时候，已经知道了很多大人不会跟她明说的事实——她的父母感情不和已经很多年了。因为爸爸妈妈始终跟爷爷奶奶同住，她跟妈妈不像别人家的母女那么亲密。更可况，等她的个子渐渐长高，奶奶总是有意无意在她面前数落她妈妈的不是。而妈妈，也会偶然目无表情地低声表达出对奶奶的不屑以及对丈夫的深深失望。

那个时候，她不知道孰是孰非，只是越来越想逃离这个家庭，考大学到外地去，去一个远远的地方。

她长成了一个乖巧的女孩，在学校里没有老师不喜欢她，但她总是会感受到一种深深的孤独感，身边所有的亲人都触手可及，却又好像都被隔离在笼罩着她的一个无形透明玻璃罩子之外。这个玻璃罩子与她如影随形，罩子内的空气时常稀薄得令人窒息。

最终，她还是报考了家门口南京的医学院。因为到高考的时候，她爸爸已经不在了，爷爷也过世了，她没有办法，也不可能丢下奶奶一个人去外地求学。

变故是一而再，再而三发生的。

吴译菡清晰地记得，那是高二的暑假，三伏天的南京天气比火炉还热。那天，她跟往常一样去金陵饭店附近补习数学，快中午的时候顶着炎炎烈日回去，她一到家就扯着嗓子喊奶奶开饭，但家里居然没有人。她不明就里自己下了点面，吃完继续写作业。到傍晚的时候，才看到奶奶和妈妈罕见地一起回家了。

原来，她爸爸那天在办公室突然晕倒，被同事叫救护车送到了妈妈所在的南京鼓楼医院，心电图查下来是三度房室传导阻滞。爸爸的心跳非常慢，平均每分钟 40 次都不到，他立即住进监护室，要装起搏器。

奶奶和妈妈进门的时候，还在争执，吴译菡侧着耳朵听得清清楚楚，奶奶不愿意爸爸往心脏里装东西，说："我儿子从小到大都没生过病，大冬天都能洗冷水澡，往心脏里装东西，哎哟妈呀，想想就吓人！"

　　妈妈那天依然没有多少耐心，跟奶奶解释了几句，说吴译菡爸爸还要进一步完善检查，但根据现有检测结果，估计起搏器早晚是要装的，然后快速收拾了点东西，又赶去医院了。

　　那天晚上，奶奶也没心思烧饭，吴译菡又下了点面，端上饭桌喊奶奶吃饭，奶奶哪里有胃口，拿着筷子在面碗里挑来挑去，絮絮叨叨跟孙女说："你爸爸心脏里肯定不能装东西，那个什么'起搏器'一装上，人就废了，这辈子啥也干不成了。"

　　吴译菡没法回答。晚上她打开电脑，查询究竟什么是妈妈说的那个特别拗口的"三度房室传导阻滞"，为啥要往心脏里装"起搏器"。

　　心脏是个空腔器官，形态像个底部朝上、尖尖朝着左下方的桃子。我们在这个桃子上画上一个"田"字，则左上方是左心房，左下方是左心室，右上方是右心房，右下方是右心室，心脏的这个结构，就好比左右两个独门独户的二层楼联排小别墅。

　　在联排小别墅右边楼上右心房的屋顶上，装着一台发电机，叫作"窦房结"，长约15mm，宽约5mm，厚约2mm，像一颗马蹄状的扁豆。

　　组成窦房结的"起搏细胞"与众不同，它们跟电鳗一样，能够发出电流，沿着联排小别墅的电线传导至全心各处，支配心肌的收缩与扩张。

　　在一楼和二楼交界的差不多中点位置，还有一个小小的变电站，叫作"房室结"。

　　在联排小别墅的墙壁里，遍布着很多条电线，这些电线和"窦房结""房室结"一起构成了维系心脏搏动的"传导系统"。

　　跟我们平常房子电路略有不同的是，心脏这个小别墅的电路，除了发电机和变电站能发电之外，几乎所有的电线也自带发电功能。区别在于，它们发电传导的优先等级不同，如果处于屋顶的窦房结能发电，则下面的房室结和电线只有传导电流的份儿。只有当窦房结不发电了，下面的房室结和电线才能发出电流。

这种优先级别体现在发电的频率上，总而言之，越是接近屋顶，发电频率越快，譬如正常人二楼楼顶的窦房结每分钟可出 60～100 次的冲动，而靠近地面的电路发电频率比较慢，大概每分钟只有 30～40 次。当心脏存在高频电流的时候，较低位置的细胞就被打压得不再发电了。

心脏传导阻滞，就是小别墅里面的电路出故障了，一度、二度、三度房室传导阻滞，指的是电路故障严重程度逐级递增。三度房室传导阻滞的患者，其心脏小别墅的楼上楼下电路各自为政，不但心跳显著变慢，而且上下不协调变得乱哄哄，会危及生命安全的。

此时，心脏跳动也相应变慢，心脏射血的间隔期明显延长，没办法及时给大脑、肾脏以及心肌本身供应血液，患者就会因为大脑缺血而头晕乃至晕倒，与之相关有个专门医学名词叫作"阿 - 斯综合征"（Adams-Stokes 综合征）。

阿 - 斯综合征指的是由于心率突然变化，心脏射血量在短时间内锐减，导致脑缺血发作，从而引发脑缺血、神志丧失和晕厥。

对于这部分患者，需要给心脏安装一套人工保障系统，那就是起搏器。

人工心脏起搏器其实一点都不神秘，拆开来就是两部分，一部分是电池，另一部分是电线。电线沿着血管插入心脏，电池埋在左侧或者右侧锁骨下。

起搏器可以根据患者的具体病情设定参数，当患者的心跳低于下限时，电池发电，起到保驾护航的作用。一般来说，起搏器的电池寿命短的能用 8～10 年，长的用上十五六年也没问题。起搏器电量用光的时候，可以置换电池，就是把埋在锁骨下的电池囊袋重新打开换上新的。

随着科技的发展，近年来无线起搏器正在快速发展，这种新型起搏器可以进行无线充电，不但让患者植入体内的器械体积进一步缩小，而且可以避免今后替换电池。这也是未来起搏器优化的重要方向之一。

那个晚上，吴译菡查了又查，努力地阅读那些生涩的字句，看了很多遍其实也没搞明白。

她也是自己读了医学院才知道，爸爸当年的心律失常应该不是突然发作，前几年他偶然也说头晕，但总自己解释说是工作太累的缘故。

推断起来，那个暑假，他不是第一次发作阿－斯综合征，只是那次发作得最严重而已。

发现三度房室传导阻滞、心跳变慢之后，吴译菡爸爸进行了全面排查，一般来说，心脏传导阻滞大多是继发性的，譬如重症心肌炎、心肌梗死、心肌病等，会伴发心脏传导系统异常。还有一些先天性心脏结构发育异常、风湿类病变也会合并房室传导阻滞。

但这些疾病，吴译菡爸爸一概都没有。最后，大家认为他是"传导系统过早退行性病变"。这就好比，别人出生时心脏里的"电线出厂设置"能用 100 年，而老天爷给吴译菡爸爸安装的是些残次品，用了四十几年就出故障了。

对于没找出原发病的严重的三度房室传导阻滞，应当及时植入人工起搏器。**是否、何时、植入什么型号的起搏器，不仅仅取决于心跳变慢的次数，同时也要结合心脏电路系统病变的位置、心脏停跳的时长、合并疾病以及患者自身感受到的症状。**

一般而言，对于心脏停跳 3 秒以上，或者停跳只有 2 秒多但是反复眼前发黑晕厥的患者，应当考虑安装起搏器。

吴译菡爸爸住进医院的那个晚上，心电监护“抓到”了一次长达 6.2 秒的停跳，所以安装起搏器肯定逃不掉了。

爸爸手术十分顺利，回家休养了一个礼拜，就回单位继续上班了。

事已至此，吴译菡奶奶也没话可说，但她始终对这件事不满意。那个铁家伙装在她儿子的心脏里，这让她浑身上下不舒服，整天担惊受怕，把家里啥电器都给套上了套子。吴译菡妈妈说了几次，见毫无效果也不吭声了，随她去。

吴译菡高三开学了，每天都非常紧张，连起码的睡觉时间都无法保证，高考变成了她家的头等大事，奶奶和爸爸、妈妈在家里说话、走路都格外小心翼翼。或许是为了最大限度照顾她的心情，奶奶和妈妈表面上也变得比从前和气了。

妈妈还是经常加班、值夜班。奶奶经过几个月的适应期，好像也接受了爸爸生病手术的事实，她不晓得从哪里打听来各种各样的偏方，家里经常会冒出各种各样奇怪的中药味道。当这些味道飘来的时候，妈妈的嘴角总是露出一副又像戏谑又像嘲笑的表情，但是她什么也不说。

吴译菡更加不会说什么，她只是更加用功地学习。在她的内心深处，有一团小小的火苗在燃烧：考走吧，考到外地去，远远地离开这个家。她不是不喜欢奶奶，奶奶把她捧在手上挂在心上；她也不是不喜欢妈妈，毕竟是自己的亲生母亲，妈妈上班很辛苦，回家还要照顾她的学习；还有爸爸，爸爸是个相当开朗随意的人，脾气很好，也很容易满足，对吴译菡从小到大都很宠溺，有求必应，吴译菡从小到大，爸爸都没跟她大嗓门说过话。

　　可是，就是这些人组合在一个屋檐下，仿佛发生了什么意想不到的化学反应，总有一种怪怪的气氛，说不清道不明。待到吴译菡考上大学住宿的时候回想起来，她觉得，非要用一个词来形容的话，那就是"压抑"，就是虽然人与人距离很近，心却相隔很远的那种感觉。

　　那种疏离怪异的感觉，在她临近高考的时候达到巅峰。就要填报高考志愿了，奶奶坚持让她填报南京本地大学，说南京有那么多好学校，不管学什么专业都行，她可舍不得孙女小小年纪离家远行。而妈妈自始至终表达了强烈的反对，她坚决认为以吴译菡的成绩，报考上海或者北京的一流医学院完全没有问题。有点奇怪的是，一向对奶奶唯命是从的爸爸，这次居然也跟妈妈观点一致，他说女孩子学医好，华东一片最好的医学院就是复旦大学上海医学院了，以前叫上海医科大学。

　　当爸爸在饭桌上说出他的观点的时候，奶奶朝他看了一眼，随即又快速看了妈妈一眼。妈妈先是不动声色，但还是忍不住对着爸爸露出一个意味深长的微笑，好像调侃，又像是嘲讽。

　　但最终，吴译菡还是填报了南京医科大学。

　　志愿是在临近高考三个月的时候改变的。

　　南京的暮春堪比初夏。依然是一个燠热的傍晚，天色暗淡下来，空气饱满厚重，正酝酿着一场瓢泼大雨。吴译菡爸爸妈妈从医院回来，连续低热两周的爸爸那天心情很不错，在路上买了好些熟菜，回家摆满了桌子，大声喊："开饭了，开饭了！"

　　等奶奶摆好碗筷，吴译菡正准备大饱口福的时候，忽然看见妈妈举着筷子，用一种非常奇怪的眼神看着爸爸。

　　她顺着妈妈的目光看过去，发现爸爸确实好像什么地方不对头，但又说不出究竟是哪里出了问题。她看了看妈妈，又看了看爸爸，终于发现爸爸笑起来跟往常不一样，他左边嘴角上扬起来，但右边半边脸却没什么表情！

就在她纳闷儿的时候，妈妈"啪"地放下筷子，拉着爸爸就往外走。

奶奶吃了一惊，说："你们干啥去？"

妈妈丢下一句："马上去医院！他可能还是心内膜炎！"

吴译菡也放下端着的碗，可奶奶不让吴译菡去医院，说距离高考就一百天了，时间金贵。而吴译菡不放心，过了没多久，她还是和奶奶一起赶去了鼓楼医院。

一老一小步履匆匆、气喘吁吁到达医院的时候，爸爸正在做磁共振检查。

妈妈已经换上了工作服，正在跟同事面对面说着什么，妈妈的语速非常快，吴译菡只能隐约听到"可能掉下来了"！

如果细菌在心脏安营扎寨

　　吴译菡正在疑惑究竟是什么东西掉下来了的时候，爸爸检查结束了。那是吴译菡第一次看到磁共振仪，一个大大的白色圆圈，爸爸正从圆圈当中正对着的床上坐起来。短短一个小时左右的时间，爸爸的脸好像更加不对称了，他从床上爬起来也不顺利，手臂连续撑了两次，奶奶看着这情形脸都白了，赶紧想去扶，还是妈妈动作快，她一把架起爸爸。

　　磁共振显示，她爸爸发生了脑梗死。

　　一年时间不到，爸爸连续两次生病，而且都发生在心脏和大脑这么重要的器官，吴译菡觉得自己听从妈妈的建议选择医学院还是相当明智的，等她学好了，至少以后可以照顾家里人。现在毛病查清楚了，估计爸爸又得住院好些天。

　　可是没想到的是，护送爸爸去监护室的时候奶奶非常不高兴。她嘀嘀咕咕说："人家都讲装过起搏器的人不能做磁共振，那个磁共振机器厉害得很，听说皮带扣都能吸得飞掉，你爸心脏里的那个铁家伙还不会出问题?!”

奶奶年纪大了，耳朵不行，自己都没意识到说出口的话语那么大声。

妈妈听到了，她不屑地撇撇嘴，张了张嘴，却没说什么，只是带着怒意看了爸爸一眼。短短一个小时的时间，爸爸的病情急转直下，脸色十分苍白，他张开嘴巴想说什么，但瞥了一眼女儿，又咽回了肚子。

吴译菡对这一幕实在太熟悉了。如果此时不是爸爸重病，估计他们又将重复在家里反复发生的那些——爸爸妈妈会欲盖弥彰地躲进他们自己的房间，妈妈会以巨大的摔门声启动对爸爸的指责，那些高声的叫骂如果不熟悉的人听到，绝不会想到它们出自一位平素温文尔雅善待患者的女医生之口："你以为我想跟你凑合? 如果不是为了小孩，我老早走了，你就跟你们家老的过一辈子吧!”

上小学的时候，吴译菡在自己的抽屉里偷偷藏了一个日记本，等考大学离家的时候翻出来，上面有自己那时候幼稚的字迹："昨天夜里我妈跟我奶奶又吵架了，那么黑，我好害怕，只能在被窝里抱紧自己。”但后来，在她的耳朵里，妈妈的脚步声和抽泣声越来越远，再后来不管他们在房间吵得多么热火朝天，她翻了个身，很快就能睡着。

那时候，她一直在想，等她考完大学之后，爸爸妈妈是不是就该离婚了? 他们争吵了那么多年，也应该分手了，既然妈妈的理由是为了孩子，那么她离开这个家庭，他们也就解脱了。她百思而不得其解，既然他们过得这么不开心，那当初为啥会结婚呢?

这个问题一直困扰着吴译菡，一直到她大学毕业，考到上海读研究生的时候，她还是觉得无法理解。

那天，吴译菡接到妈妈的电话，说她最终决定回武汉了，叶落归根。吴译菡轻轻答应了一声。挂了电话之后，她继续盯着一个胎儿的标本仔细端详。这是位于东安路 131 号的复旦大学人体科学馆。在矗立着上海医学院创始人颜福庆教授雕像的草坪南边的九号楼的 4 楼，由人体科学馆、病理标本博物馆两部分组成。两馆的前身是 20 世纪 30 年代建立的人体标本陈列馆和病理标本博物馆，历史积淀深厚，是上海市最早的医学与健康科普教育基地之一，也是目前国内最先进的人体形态科学展馆之一。两馆现有展品四千余件，在数量和种类上均堪称"亚洲之最"，不仅是医学专业人士进行学习与研究的重要场所，也是普通民众了解人体奥秘、提高医学人文素养的重要科普基地，免费对外开放。这是韩卓敏阿姨告诉她的。

那天依然非常燠热，但人体科学馆里面十分凉快。她看着那个如果当年顺利出生，那现在已经是耄耋之年的胎儿，80 年来一直以不变的蜷缩在母亲子宫内的姿势浸泡在福尔马林溶液中，内心再次怵动，人是一种多么奇怪的生物啊，不知道为何降生，也不知道降生之后会发生什么。这些浸泡在容器内的器官组织，还有那些剥去皮肤露出肌肉、神经、骨骼的人体标本，他们在生前都是怎样的人？他们当时每天都做些什么事？又在跟什么样的人朝夕相处？

科学馆的人不多，吴译菡慢慢看过去，一行一行阅读每件标本的标注，把特别重要的拍摄下来。等到结束的时候，她回头又看了几眼，心中充满一种浑厚的宁静，感觉平时所担忧的所顾忌的都被留在了身后。人直面死亡之后，反而无所畏惧。

这种特别的异样感觉，在她下了飞机，坐上车辆行驶在空旷无人的武汉汉江路时，尤其明显。爸爸病故之后，奶奶也在愤懑悲哀中离世。原本吵吵嚷嚷的家里只剩下她跟妈妈两个人。从前，妈妈不止一次对爸爸撂过狠话，但真的爸爸和奶奶都不在了，她的生活也没有快活起来。她原本就很繁忙的工作更加繁重了，她经常在医院待到很晚很晚。

吴译菡实习的时候，妈妈跟她聊过爸爸的死因。她爸爸植入起搏器之后每次复查都很正常，那年春天渐起低热，因为发热不明显，一开始根本没察觉，只是人觉得疲乏无力。持续一个礼拜之后才去医院。当妈妈看到他的体温记录的时候，觉得不能掉以轻心，夫妻之间吵架归吵架，但生病不是玩笑事。尤其安装心脏起搏器的人，如果持续发热，必须当心是否发生感染性心内膜炎。

在我们生活的环境中，各种细菌、真菌和其他微生物（如病毒、立克次体、衣原体、螺旋体等）无处不在。正常人体具备强大的免疫力，可以跟这些病原体和平共处，相安无事。但在某些情况下，细菌乘虚而入侵入血液，在营养丰富的血液当中不断增殖，有一部分细菌甚至会在心脏内膜上安营扎寨，形成肉眼可见的细菌团块，这就是感染性心内膜炎。

感染性心内膜炎根据病程和临床表现的不同可分为急性和亚急性。急性感染性心内膜炎往往起病突然，伴有高热和寒战，全身严重感染，因而病程急骤凶险；而亚急性感染性心内膜炎多数起病缓慢，一开始只是全身不适、疲倦、低热，会被误以为是感冒，而致病菌就在人们掉以轻心的时候不断滋生，甚至形成团块随着心跳而脱落，直至造成无法解释的栓塞症，才引发注意。

这两种感染性心内膜炎有个共同的特点就是会让人发烧，不同之处

在于急性者热度高，亚急性者热度低。后者因为症状不典型，非常容易漏诊。

也许有人会问，心脏里长了一个多余的东西，难道医生看不出来吗？

话可不能这么说。首先，感染性心内膜炎在心脏里滋生出来的细菌团块，可黏附在心脏瓣膜上，也可以附着在心脏这座连体小别墅的任何墙壁和地板上，部位不定；其次，基于感染病菌的种类不同，这种赘生物的大小、形态、软硬、活动度差异很大，有些呈团块状，有些为条絮状，还有一些像丝带一样，大的可达数厘米，小的只有一两毫米；更重要的是，心脏是一个活动脏器，这些赘生物也随着心脏每时每刻的搏动而漂浮甩动；更何况，心脏这个小别墅的房屋内部装修甚为繁复，墙壁上原本就挂着各种装饰品（腱索、乳头肌、调节束、各种假嵴等），此时识别一个几毫米的异常结构，难度可想而知。因此，很多感染性心内膜炎患者的确诊之路道阻且长。

在这个过程中，心脏超声是临床首选的检测手段，但很多患者普通经胸超声难以奏效，需要行经食管超声心动图检测。而感染性心内膜炎患者往往囿于病情危重无法承受长管子插入食管的检查，而且各种经食管超声探头都有温度限定，大概十年前，经食管超声探头对于体温超过38.5摄氏度的患者就无能为力，更加降低了感染性心内膜炎的检出率，不像现在的探头可承受的温度阈值可达41摄氏度。

与此同时，这部分患者还会反复接受血培养。血培养是一种将新鲜离体的血液标本接种于营养培养基上，在一定温度、湿度等条件下，使对营养要求较高的细菌生长繁殖并对其进行鉴别，从而确定病原菌的一种人工培养法。

血培养是临床诊断败血症的重要方法，阳性结果对明确诊断、对症治疗有极高的应用价值。但据文献报道，目前国内的血培养阳性率仅为10%左右。也就是说，就算病菌已经攻破人体防线，大部分做血培养也得不出阳性结果。这一方面源于致病菌的种类不同，另一方面也跟抗生素的普遍使用息息相关。

这么一来，相当一部分感染性心内膜炎患者较难在早期确定病因，进而延误治疗，有些甚至出现并发症才被发现。

吴译菡爸爸就是如此。

他发热一周之后去做了常规心脏超声，心腔内并没有看到明显的赘生物。由于只是低热，除了容易累之外没啥不舒服的感觉，就大意了。而就在同时，细菌在毫无阻拦的情况下，滋生成团，并在心脏不停的跳动之下，赘生物脱落，跟着血液随波逐流。更加不巧的是，吴译菡爸爸的房间隔还有一个6毫米的缺损，脱落的赘生物恰巧通过右心房和左心房之间的这个漏洞蔓延到左心，继而跑到脑部，把血管塞住了。

吴译菡爸爸发生了细菌栓塞性脑梗死。

出于各种原因，脑血管阻塞、脑组织缺血缺氧之后，会引发一系列症状，但千万别以为脑梗死一上来就是肢体偏瘫或者昏迷不醒，很多脑梗死的症状是逐渐进展的，也就是说，一开始没啥特别的，随着脑血管堵塞的时间延长，脑组织逐步坏死，才会出现肢体和意识的各种异常。

吴译菡爸爸虽然一开始没有确诊，但他有心脏起搏器植入史，雒文娟其实心里是有点嘀咕的。**感染性心内膜炎，尤其是亚急性的，有心脏手术史、人工心脏瓣膜植入史以及起搏器植入史的人相对高危，还有先天性心脏发育异常，譬如室间隔缺损、房间隔缺损、动脉导管未闭、二叶式主动脉瓣畸形等，以及后天性心脏瓣膜病变如二尖瓣脱垂等，也要**

特别注意。正常人偶然头痛脑热没关系，但这些人一旦体温升高，则必须警惕，不但应该及时就诊，而且还要尽量排查原因，尽早治疗。

吴译菡爸爸被收治进入监护室之后，在床旁又检查了一次心脏超声，此时医生发现他的起搏器右心房电极顶端，有一团绿豆大的异常团絮样异物，更糟糕的是，在他心脏左侧二尖瓣后叶的体根部，也有一团。

答案就此揭晓。

但此时吴译菡爸爸的脓毒败血症已经迅速扩展，而且累及心、脑两个重要脏器，血培养连续做了十次，也没查到病菌种类。其实不只当时，时至今日，对于某些严重的感染，医生依然回天无力。

当吴译菡终于抵达金银潭医院，守卫在妈妈的病榻之旁，博文和阙俊才终于明白为啥雒文娟在病情最危重、偶然恢复意识的时候，总是重复一句："菡菡，装了起搏器能做磁共振的。"

吴译菡爸爸病故之后，奶奶从身体到精神全面瓦解，她总是疑神疑鬼是由于妈妈处理不当才让儿子遭遇不幸，"人家都说装了起搏器不能做磁共振"！吴译菡从心里是相信妈妈的，但奶奶年纪大了听不得劝，她也找不到有力的说辞去劝解老人，那种想逃离的感觉随之越来越烈，她无法做出自主选择。

在别人看来，吴译菡聪明漂亮，但她自己却觉得人生真是充满着各种磨难，以至于她在看到各种关于永生的电影电视和小说时，总忍不住嗤之以鼻：这辈子都已经够受的了，谁还愿意无休无止！她觉得，无论是谁，都只是这个世界上的匆匆过客，在某个瞬间闪现，又在某个瞬间消失。所有的感情，如亲情、爱情，都只是云烟过眼。她甚至怀疑自己丧失了去爱和被爱的能力。

　　来武汉之前，韩卓敏给吴译菡打过预防针，说她妈妈经历磨难之后情绪不太稳定，已经表现出抑郁倾向，她也觉得自己已经做好了充分的思想准备。可是，当她进到监护室，终于来到妈妈的病床旁边，还是情不自禁颤抖起来。一种无法控制的激动、伤感、爱恋与依赖从心头涌出，她在防护服和面罩笼罩之下忍不住泪流满面。

　　将近一年未曾谋面的母女俩，从未预料会以这样的方式重逢。

　　女儿的到来像给雒文娟注射了最强效的药剂，她肉眼可见地加速恢复，等到吴译菡在夕阳照耀下推着妈妈的病床去复查肺部 CT 的时候，许久没到户外的妈妈忽然伸出手臂，指着即将坠落的太阳对女儿说："菡菡，你出生的那天，太阳也是这么好。"

　　吴译菡也停住脚步，沿着妈妈手指的方向向着远方眺望，问："妈妈，我的名字真的是'吴忆韩'？"

　　妈妈回答："当然不是！我们是希望你一辈子'无遗憾'！"

　　儿时心中的困惑，居然以这么一种方式，在如此匪夷所思的场景下被一一诠释——那一刻，吴译菡深深体会到了什么是"人间值得"。

上天没有发最好的牌，却也没给最坏的

雒文娟早就知道韩卓敏是谁。

当雒文娟离开故乡孝感来南京求学的时候，觉得自己是"独在异乡为异客"。虽然两地相距不过五六百公里，但无论从说话口音、饮食偏好，还有生活习惯都不太一样。她和家人起初的意见都是毕业之后回武汉，武汉多好呀，湖光山色，美丽而又热辣，奔腾不息的长江水，传唱千古的黄鹤楼，再说离老家也非常近，开车往返半天时间就足够了。

所以，那时候青春懵懂的雒文娟从来没有想过，她会因为爱情而羁绊在这座"异乡"之城。但人生就是如此不可思议，大学快毕业的时候，她在医院遇到制药公司工作的一位姓吴的本地小伙子，两人相遇相知相恋。那是一段无可复制的快乐时光，她喜上眉梢地告诉父母和哥哥姐姐，她要留在南京了！

岁月有风也有雨，心生嫌隙是有苗头的。确定关系之后，小吴带她回家见大人的时候，她本能地感觉到未来婆婆不是一个好相处的人。小吴妈妈表现得很客气，拉着她的手嘘寒问暖问了好些话，也按照当地规矩包了红包硬塞在她的包里。但是，人与人之间的亲疏远近是一种微妙的感觉——小吴的妈妈并不是很中意这门亲事，这一点，雒文娟不需要任何人告诉她。

更让她感觉不适的是，小吴那么一个开朗、健谈、大度的男人，一回到家就好像什么地方不对，他还是他，但他又不再是他。就好像液态的水和固态的冰化学分子式完全相同，但它们的形态和触感截然不同。

待到双方家长见面，小吴妈妈客客气气地提出一点，希望小两口婚后能住在家里。女方家两个大人对看了一眼。从餐馆回到宾馆，雒文娟妈妈对女儿说："自古婆媳关系都是难题，不过我们看小吴人不错，再说老人年纪大了总要走的，最终还是你俩过日子，一家人一定要和和睦睦的。"

雒文娟听了妈妈的话："老人年纪大了总要走的"。后来变成听老公的话："老人年纪大了总要走的"。那么，就是个有限的时间问题了，所以有些不开心还是压在心里吧，最终的日子是她跟小吴两个人的，再后来，应该是她跟小吴还有小小吴的。

到吴译菡快上小学的时候，她在有一次跟丈夫赌气之后陡然发觉，"老人年纪大了总要走的"真是一个天大的谎言。婆婆确实年事渐高，但她自己不也在一天天变老吗？按照人均寿命，她还要再跟小吴的妈妈在一个屋檐下共处二十多年，那她岂不是也要五六十岁了？也就意味着，在她的青春韶华和人到中年这大半辈子中，她的丈夫都是一个回家之后对婆婆唯唯诺诺的男人？

结婚之后，他们大大小小吵了很多次架，但那一次天崩地裂。她指着老公的鼻子一件件一桩桩盘点清算："你到底有没有大脑？什么都听你妈的，连你妈说给菡菡吃酱油小孩皮肤会变黑这种鬼话都会信？你还算是上过大学的？""你总是说，你妈年纪大了让我忍，菡菡都这么大了，我要忍到什么时候？""为啥非要住在一起？凡事总有个限度吧？别忘了你妈连初中都没毕业，错到离谱的事情也要忍？"

那次实在吵得有点凶，吴译菡爷爷敲敲门，看儿子媳妇没反应，就推门而入，老爷子把气到脸蛋变红、声音颤抖的儿媳妇拉到一边，安慰了两句，说："小雒，你妈就是这个脾气，她以前吃过很多苦，你看我们家谁还不都是听她的？"

雒文娟的愤怒和委屈正达到沸点："所以你们家都听她的，我也得听？"

公公打圆场说："是啊，我们都顺着她吧！"

湖北姑娘雒文娟脖子一梗头一扬，冷笑着说："那她让你们都吃屎，我也得跟着吃？"

原本想做和事佬的公公被儿媳妇气头上的话惊到目瞪口呆，还没想好怎么发作，只见儿子一把扯过儿媳妇，儿媳妇被推得踉踉跄跄。儿子睁大的两只眼睛血红血红的："你疯了吗？这么说我妈?！"

大人们吵闹到丧失理智。而他们不知道的是，正对着主卧室的小房间房门开着一条缝，有一双稚嫩的眼睛默默地看着这一切。

第二天，家里恢复风平浪静。没有人再吵了，只剩下沉默。

古人说沉默是金。其实，沉默是金属，是冰凉生硬的金属。

也就在那一次，瘫在沙发上的吴译菡奶奶捶胸顿足："造孽呀造孽呀！要不是小韩非要去上海，儿子你怎么会看上这个湖北女的！"

小韩？

雒文娟没费什么周折，就问到了丈夫之前的女友叫韩卓敏，巧的是，还跟她是大学校友。不同的是，韩卓敏家里是上海知青，所以大学毕业后义无反顾回上海了。韩卓敏妈妈跟吴译菡奶奶原先插队落户的时候在一个大队。那个韩卓敏，才是婆婆心目中的理想钦定儿媳。

雒文娟的心彻底凉了。

尤其是有一次给吴译菡填写学校下发的表格的时候，她忽然意识到，吴译菡？"吴忆韩"？！

原来如此？！她把表格"啪"地摔在丈夫面前："你居然给我女儿起这么个名字？！"

丈夫愕然地抬头："你又发什么神经？"

"你为啥给我女儿起这个名字？"

"雒文娟，你就是想找碴对吗？菡菡的名字不是我们一起商量的吗，希望她一生没有遗憾！"

"是你跟你妈商量好了再告诉我的！"

丈夫扯大了嗓门："怎么又是我跟我妈商量好的？你不能什么事都怪到我妈头上！"

在这个家里重复多次的一幕再次上演，参与争吵的声音越来越响、越来越多。他们依旧不知道的是，正对着主卧室的小房间房门开着一条缝，有一双稚嫩的眼睛默默地看着这一切。

打那以后，雒文娟变得更加早出晚归，回家之后也尽量少说话。她已经意识到，丈夫是不可改变的，这个世界上，总有一些男人，虽然他们出生时已经切断了脐带，但心理上终生无法断奶。她不清楚那个韩卓敏究竟是因为要回上海才跟她丈夫拗断的，还是早就看出这个家庭的问题所在，所以及时止损？爱情果然不能当饭吃，以后她的女儿结婚，一定要擦亮眼睛，不但要看清楚这个男人，在婚前还必须对对方的家庭调查了解。说什么"老人年纪大了总要走的"，每个人都只有一生，一生中的每一段时间都不会回头，凭什么要人忍？

可是木已成舟，她已经结婚了，而且已经是菡菡的母亲。自己选择的道路，再难也只能咬着牙走下去。还好，她还有工作，还有女儿。

她已经想好了，等女儿考上大学，她也就解放了。人家都说，少年夫妻老来伴，但对她来说，离开这个伴、离开这个家，或许意味着自由。

女儿升上高三，全家讨论高考志愿的时候，丈夫建议女儿报考上海的医学院，换作年轻时，肯定免不了恶吵一场。但她那次自己都惊讶，居然没觉得怎么生气愤懑。夫妻本是同林鸟，凑合不到一块儿去那就分头飞算了。让他去忆他的韩，她也即将拥有完全属于自己的生活。

然而，世事难料。

老吴接二连三生病。虽说吵吵闹闹很多年，但毕竟是夫妻，感染性心内膜炎可不是开玩笑的。老吴被送进监护室之后，她晚上陪护他。

那个晚上，雒文娟到他病床旁边，喂他喝苹果汁。

老吴看着她，忽然说道："文娟，我真的是希望菡菡以后长大了，一生没有遗憾。我……没回忆过谁……"

那一刻，她相信他了。她相信他只是一个孝子，一个不晓得如何处理老婆和老妈关系的、夹在当中自己也很烦恼痛苦的孝子。其实她所说的他都知道，只是他没有办法对自己含辛茹苦的母亲说出口来。

而现在，老吴也只留存在回忆里了。

丈夫辞世，她做了重大的决定，正好赶上武汉市中心医院院长亲自前来南京招聘影像科主任，偶然的机会，院长和她发现他们居然都是湖北同乡。院长开玩笑地说："雏主任，你不考虑落叶归根吗？"

言者无意，听者有心。不知不觉中，人生大半已逝，女儿也不在身边。那她在哪里工作还不是一样？哪里都有患者，哪里都需要医生。南京这座六朝古都对她而言，始终都是异乡，归去来兮，田园将芜胡不归？

躺在金银潭医院的病床上，雏文娟一遍又一遍回忆着自己的前半生。她从来没有这么空闲过，每天有大把大把的时间用来回忆。回忆打开往事的闸门，那些细微的、原本以为自己已经忘却的事情都浮现出来，慢慢舒展膨胀，占据了她的思维空间。

往事一件一件从闭着的眼前飘过。

她从来没有感觉到如此孤独。

是孤独，而不是后悔。

她一点都不后悔自己作为医生所做的一切。责任使然，使命担当，既然选择了这个行业，当疫情来临的时候，一切都是理所应当。那是一条条鲜活的生命，那是一双双求生的目光，她非常庆幸自己做了最为正确的选择。

可是，她觉得孤独。迷离惆怅之时，她想到离世的丈夫，还有过世的公婆。人啊，就是这么奇怪，那时候，她讨厌他们，甚至可以说恨他们。但隔开这几年的时光回头去看，她觉得他们并不是坏人。

婆婆年轻的时候确实非常辛苦，也许是恶劣的环境磨砺了她逢事必争、样样好强的性格，每件事情都喜欢做主。而丈夫，凭良心说是个心地善良的好人，除了为了老娘让她受了很多委屈，其他啥事情他都不在乎，包括这些年来她一直在经济上资助在孝感的娘家亲戚，老吴还真没说过什么。

应该说，上天没有让她摸到最好的牌，却也没给她最坏的。

雒文娟躺在床上想啊想啊，如果时光能够倒流，一切都将完全不一样。年过半百之后，她明白世事不仅仅在于对错，还在于态度。如果能以更积极、更乐观的办法去处理家事，或许这些年来家里的气氛不会这么紧张，女儿也会在更加温暖祥和的氛围中长大。

一想到女儿，雒文娟觉得更加孤独。她从心底里为女儿骄傲，吴译菡聪明、漂亮、懂事、刻苦又努力，集中了她和老吴的全部优点。可是，她也知道女儿其实在心里跟她是有隔阂的，谁让她从小是奶奶带大的呢。婆婆过世之后，她很想跟女儿促膝长谈，跟她说说这些年妈妈过的生活。还有，虽然奶奶很爱她，但奶奶并不都是对的。比如，她非讲装了起搏器不能做磁共振，非要说她儿子后来生大病跟做磁共振有关，那都是无稽之谈。她想跟女儿好好深谈，谈她并不是不尊重、孝敬老人，但对老人也是要有尺度的，不能像她爸爸那样毫无原则连基本的科学常识都摒弃。

但是，她所希冀的这样的母女畅谈并没有发生。吴译菡太懂事了，她像个小大人一样让人心疼。她话不多，家里连续发生变故，她高考依然考出了不错的成绩。填报志愿的时候，她还是想让女儿报考更好的大学，但女儿轻轻地说："奶奶老了，我还是留在南京读大学吧。"她不安地觉得，女儿可能也是有些怪她的。可是，她真的没有错，她给老吴安排植入的是最新款磁共振兼容起搏器，老吴最后死于感染性心内膜炎，绝不是什么做了磁共振引发的！

后来，她不想解释了。她女儿，吴译菡，就读的是医学院，考研去了上海，时间会给出答案，一切都会水落石出。

但是，这毕竟是雒文娟的心结。在感染新冠病毒一度病危丧失意识的时候，她一遍又一遍喃喃重复："菡菡，装了起搏器可以做磁共振的。菡菡，装了起搏器可以做磁共振的……"

而韩卓敏就在那个时候去了武汉。上了ECMO之后，医生尽全力从死亡边缘拉回的雒文娟，身体逐渐脱离危险，但神志上丧失了往日的活力。她再度睁开眼睛之后，看什么都是灰蒙蒙的。那些呻吟着倒下的患者，捶胸顿足痛不欲生的家属，一拨又一拨受感染的人，她跟同事们日夜加班也看不过来的患者，空间被占据得越来越局促……而她，现在远离了患者，没有丈夫，孩子远在千里之外，她孤身一个人躺在这里……

直至有一天，病房里出现了一个新的身影，来到她的病床前，俯下身去久久地看着她。

那是她的菡菡！

当我知道这些来龙去脉的时候，真是感慨万端。

根据六度空间理论，这个世界上的每个人，只要通过六个人，就能认识全世界的任意一个人。因为每个人在生活中至少能认识25个人，那经过7次介绍之后，这个人可以被介绍给25的7次方，结果超过60亿！而微软在2006年进行的一项调查显示，这个世界上任意两个人相互联系的桥梁平均需要通过6.6个人，正好与六度空间理论不谋而合。

"青山一道同云雨，明月何曾是两乡。"在同一片蓝天下呼吸空气的每一个人都相互关联，所遇见的、所经历的，很多时候会回到原点。生命的奥秘，就在这种不可预测性以及仿佛冥冥之中早有安排。

我不由自主给博文发了微信："还是你厉害，如果不是你，译菡母女俩哪有这么快解开心结？否则小吴一直怀疑她爸爸无法忘情前女友韩卓敏呢，说来也是巧，这个世界就是这么小！"我想了想，又写道，"其实查不查小吴爸爸当时的出院小结都没什么关系，吴译菡那么聪明，她迟早心知肚明。"

没想到博文的电话接踵而来："雒主任心情抑郁是我去疏导的不假，但我并不知道韩卓敏是她丈夫以前的女友啊。蕾蕾，你是怎么知道的？"

我也吃了一惊："阚俊说的呀，难道不是雒文娟先告诉你的吗？"

博文又愣了一下，带着笑意说道："哦，那就对了，肯定是男朋友知道得更加详细啦！"

这下轮到我大吃一惊："阚俊是吴译菡的男朋友？译菡一直没表态吧？"

"哎哟，程老师，你好像对年轻同事关心不够嘛！"博文调侃道，"要用发展的眼光观察事物的动态！"

我忽然联想到朱迪，那个姑娘可能就要伤心啦，她三番五次表示要护送新型鼻罩去前线，还一直为阚俊打抱不平，这些也都不是空穴来风啊！

我正这么想着，电脑屏幕上微信网页版传来几张照片，第一张照片上是半个人脸，居中的是一只睁得大大的、血红血红的眼睛。

第五章 | CHAPTER　FIVE |
太阳明天照常升起

眼睛出血还不准停阿司匹林？

　　紧接着朱迪带着哭腔的电话追来了："程老师，我爸今天早上起床还好好的，下午睡午觉起来就这样了！他自己都没发现，还是我妈刚才看到了喊我的！"

　　我问她："你爸之前眼睛有毛病吗？"

　　"没有。"

　　"他自己有什么感觉吗？视力有影响吗？"我继续了解情况。

　　"没有！他说没啥不舒服的，看东西也清楚。"朱迪的语气惊慌失措，"程老师，我爸的眼睛出血，是不是吃药吃出来的呀？他现在既吃氯吡格雷，又吃阿司匹林，不会视网膜出血吧，那眼睛会瞎掉的！"

　　"别胡说八道！"我抢先打断她，"视网膜出血还看得清楚东西呀？"

　　"那，我到底要不要带我爸去医院看看呀？"

　　"先别慌，你先给你爸量个血压吧。"我说。

　　朱迪拿着手机，只听到脚步声蹿来蹿去，没两分钟，她的声音传来："程老师，我爸真的血压高了！170/100毫米汞柱！"

"嗯，"我回应说，"你家里有什么降压药吗？"

又听到朱迪的脚步声蹿来蹿去，还有开关抽屉的声音："有卡托普利片！哎，我看看保质期，哎哟，好险，还有十天就过期！"

"嗯，那就先吃一片卡托普利吧。"我说，"你爸平时血压控制得好吗？"

"程老师，我爸虽然有冠心病，但他血压平时还可以的，怎么今天突然这么高？"

这其实很正常，人的血压像流水，水位高低起伏不平。即便是高血压患者，也不是每天每时每刻血压都超出140/90毫米汞柱。就好比再敬业的小偷也不会每天都偷东西，但只要抓住他偷东西，那就是贼。不过，正是这种波动性，造成了高血压诊断和治疗的困难。

有些高血压患者自己在家测量，发现血压没有超标，就会擅自停药，殊不知他们很可能测量的是血压低谷，被较低的血压测量数值蒙蔽了双眼，却忽视了峰值血压超标的情况，久而久之，全身各处器官被高血压损害。尤其在现在疫情期间，统计显示新冠死亡病例合并高血压的为33%～60%，所以，控制血压可不是小事。

另外，降压药分为不同种类，每一类药物的药效也分高、中、低，而不同人对药物的反应敏感程度不一，有些人比较敏感，可能服用中效药剂之后，血压骤降，跌破90/60毫米汞柱的血压下限值，甚至出现头晕乏力的症状，结果吓得从此不敢服药。但不吃药呢，高血压又得不到控制。

这些人，其实换用降压效果没那么强烈的药物就能平稳控制，或者减少药物剂量也能奏效。

总而言之，办法有的是，最怕的是患者自己擅作主张，不去医院找医生反馈情况，遵医嘱进行调整，而是自行停药。

老朱就属于这样的，他去年夏天发现血压降低了，就把降压药给停掉了，停药之后断断续续测量了两三个礼拜，发现血压蛮好，从此就不吃降压药了。

殊不知，**高血压患者多数天热减药、天冷加药，炎热的天气血管扩张，血压自然偏低，但等到天气转冷，血管收缩，血压还会升上去，此时应该在自我监测发现血压升高的时候，再去医院调整药物准备过冬，而不是从夏天到冬天就这么听之任之。**

人体血管好比很有韧性的橡皮管，过高的内压会损害血管结构，甚至会导致小血管爆裂。比如像老朱这样的巩膜出血。

巩膜（就是我们俗称的眼白）出血，学名为"球结膜下出血"，常表现在一只眼睛，出血形状不一，大小不等，常成片状或团状，也有波及全球结膜成大片者。除了高血压，外伤、结膜炎症以及某些传染病也有可能引发。

"给你爸先含服一片卡托普利，然后还是得每天吃降压药。"我关照朱迪。

"那他眼睛怎么办？"

巩膜出血看上去很吓人，其实后果并不严重，一般情况下，建议休息，减少用眼时间，辅以冷敷，比如毛巾冷水浸透拧干之后冷敷，三四天之后会自然消退。

除了高血压之外，有些因为心血管疾病服用抗凝药、抗血小板药物的患者，也有可能出现巩膜出血，他们会在第一时间把眼睛出血归咎到药物上面去，十有八九吓得不敢继续服用。

其实，虽然这些药物影响凝血功能，有巩膜出血风险，但我们真正害怕的是内脏出血，如原有胃溃疡、十二指肠球部溃疡的继发性出血，眼底出血以及颅内出血等。这时候的正确做法，应该是去医院检测凝血指标，如果凝血指标并无异常，则巩膜出血未必跟药物相关，当然也就不能贸然停药了。

毕竟，眼睛出血看上去很吓人，但**擅自停服心脏病的药物，可能导致急性心肌梗死或者心腔内血栓形成乃至脑梗，那就更加危险了！**

药物的英文是"drug"，还有一个意思是与毒药相关，跟我们老生常谈的"是药三分毒"有异曲同工之妙。经常有患者提意见，说为啥医院每次看病就给开一个月的药，有时甚至只给开两周的量，这可不是为了赚取更多的挂号费，而是以此要求患者经常到医院看看，及时发现问题及时调整用药。

所以，我经常跟患者开玩笑说："这个世界上啊，需要长情的不只是你的伴侣，还有你的心脏医生！"

朱迪总算松了口气，连连说："刚才真是吓死人了！"

我说："虚惊一场，你也去安慰安慰你爸妈吧。"朱迪满口答应，说："今天我来做晚饭，让我爸妈休息休息！哎，程老师，跟你汇报，鼻罩阚俊都拿去他们医院啦，大家吃饭的时候都用上了！"

朱迪继续说个不停，每个话题都围绕着阚俊，说阚俊真是太厉害了，一边在前线战斗，一边还搞发明创造；又说阚俊很有条理的，现在不好外出锻炼，他每天都坚持在宾馆做俯卧撑呢，马上腹肌都要练出来了。

朱迪一边说一边笑得咯咯的，到底是年轻，这一句句的都离不开阚俊呢。不过，这姑娘要是知道阚俊已经跟吴译菡好上了，语气可就没有这么轻松了。

朱迪自顾自说下去："前线用了鼻罩都说好呢，吴译菡拍了好多照片。哎，程老师，你知道吴译菡是阚俊的研究生同学吗？哦，对了，程老师，你知道吗，吴译菡的妈妈现在就住在阚俊他们病房，前面据说很危险，好不容易才抢救回来的！"

我说我已经知道了。现在回想其实不少事情早有端倪。吴译菡这姑娘虽然大家评价都很高，但她确实好像跟谁都有一定的距离。她跟我这么久，每次都是领完任务，给到满意的结果，很少会跟我讨论过程，也不像其他年轻医生那样，熟悉之后会谈起自己的家人、家事。

我印象里就那么一次，她说韩卓敏老师跟她爸爸以前认识，来上海的时候，韩老师照顾过她，其余她的个人喜好一概不提。医院给住院医师提供宿舍，但她自己在外面租房子住，这也是有一次无意间提到的。她经常半夜一两点钟给我发邮件，有一次，我第二天碰到她，随口说："小姑娘作息要规律，不要动不动就搞到半夜才睡觉。"她好脾气地笑笑说："程老师，我有些是急诊上班的空当写好发你的。昨天那个材料你着急要，我昨晚中班患者太多，上班时间没来得及干活，回去的时候租的房子大楼里电梯不巧又坏了，连爬了十八楼，回家重新写，要不就晚了。"

我记得那时候还多问了几句，说医院宿舍条件确实一般，但胜在在医院里面，从时间成本去看的话，是最合算的，而且年轻人以后总要结婚成家，在外面租房子不便宜吧，住宿舍的话，这笔房租不就能节省下来？

吴译菡还是好脾气地笑笑说："程老师，我根本就没结婚的打算！"

我当时心里是很不以为然的，工作是很重要，但工作不能替代生活，不能因为工作压力大，就不恋爱不结婚，人啊，还是得求同存异，什么时间就该做什么事情！

这会儿，我颠过来倒过去把吴译菡回顾了一番，发现这个姑娘从头到脚都给人一种陌生感。她那种刻意保持距离的态度，不太喜欢讲话的风格，对生活、对人生的淡泊姿态，不应该属于她这个年龄，原来，这跟她从小到大的家庭环境不无关联。

原生家庭对孩子的一生具有深远且深刻的影响，真希望吴译菡此番武汉之行，能够与雒主任冰释前嫌。

我重新在电脑椅上坐直，争分夺秒处理完最着急的事务，忍不住又查了下疫情动态。

截至 2020 年 2 月 19 日 24 时，据 31 个省（自治区、直辖市）和新疆生产建设兵团报告，现有确诊病例 56 303 例（其中重症病例 11 864 例），累计治愈出院病例 16 155 例，累计死亡病例 2 118 例，累计报告确诊病例 74 576 例（江西、河南、云南省各核减 1 例），现有疑似病例 4 922 例。累计追踪到密切接触者 589 163 人，尚在医学观察的密切接触者 126 363 人。

虽然感染人数还在递增，但总体趋势逐渐变缓，疫情正在得到有效控制。

"应该很快就要复工了吧，否则手术患者真的等不及了。"晚饭的时候老刘吃得很快，他说得赶紧把他的国家自然科学基金申报书收尾，否则医院马上重新开门，患者肯定人山人海。这倒也是，每年春节后患者就诊人数都会达到高峰，今年就算人口流动性削弱，但就上海本地也积压了不少患者，"好几个患者联系我，说医院再不开门，他们不死在新冠手里，也要死在肾癌手里了！"

　　我说我们同事群里大家也都在讨论呢，应该这几天就要复工了。"复工了我们没口罩咋办？"家里的口罩不都让老刘拿去送给苏妈了，"要真是复工，医院应该给我们发口罩吧？"

　　老刘咽下最后一口饭："你别担心，我忘跟你说了，有个老患者给我送口罩了，估计今明两天能送到！"

　　"雪中送炭啊！是哪个患者？"Happy 积极发言发表感慨。

　　"就是钢筋穿透肾脏、最后老爸救他一命的那个人！"

最好的教育是用生命影响生命

　　我跟 Happy 都想起来了。那还是 Happy 快中考的时候，学校通知开家长会。我有会议讲课，就让老刘提前预留时间去学校。

　　我一而再，再而三提醒老刘，这次千万不要有闪失。主要是因为他既往实在劣迹斑斑、罄竹难书。譬如，明明讲好回家吃饭，等我三菜一汤色香味俱全端上餐桌，他刚好走入家门，洗好手坐下，拿起筷子一口都没吃，来了个电话，他马上又站起来换衣服！问他为啥，他瓮声瓮气地回答："我马上得走！来了个急诊！你跟 Happy 多吃点！"说完一溜烟走了。我气急败坏跑到厨房窗户前往楼下看，只见我们家的车在楼下打了一个完美的圆弧之后，飞速驶出小区大门。又譬如，明明讲好的分工，放假我去办公室加班赶活，他在家送 Happy 去补课，结果状况频出，不是前天手术的出血了，就是今天刚住院的休克了。你要跟他吵，他大喝一声："程蕾蕾，顾全大局！我的患者就要死了！"气得我呀，难道我的患者就不会死吗?!

所以，家长会之前我设定了闹钟，每天盯。家长会到点开始了，我瞄了一下手机，嗯，今天老刘既没打电话，也没发信息，应该妥了。我继续在手机上摁字，让他做好笔记，中考不是儿戏，老师讲的冲刺要点、填报志愿注意事项、学校既往录取情况，可都是硬碰硬的干货。

结果，我编好的指示还没发出去呢，老刘的电话来了，他在Happy学校的大礼堂压低嗓音说："我再过十分钟就得走，有个左肾钢筋贯穿伤，我跟Happy同桌妈妈打过招呼了，你到时候问她要会议精神！"

说完，他生怕我大发雷霆，同步传来患者的照片。

我的老天爷，照片上一个三十多岁建筑工人装扮的患者侧躺在担架上，一根比晾衣杆还粗的钢筋斜插在他的身上，左侧腰部上方露出的钢筋有一米多长，其余部分没入身体，衣服上、担架上都是血迹。

我只能无话可说。

老刘那天彻夜未归。急诊手术很成功，成功挽救了患者的生命。外科医生对自己的患者那可比对情人还上心，术后一直等到患者在监护室醒来、各项生命体征指标逐步平稳已经是第二天傍晚，老刘这才回家，爬到床上倒头就睡。

患者出院之后，被这场飞来横祸吓破了胆，再也不敢干建筑队，回安徽老家了。他回去之后养了小半年身体，就近在一家医疗设备厂打工。这家工厂主要制造医用输液针头、输液管、创可贴还有医用帽子及口罩。流水线上的工作不算很累，但收入比在上海建筑队明显低了不少。而且，去年厂子经营不善，产品滞销，让他们都停工回家，连最后两个月的工资都发不出，工人去厂里闹了几次之后，厂里给每个人发了几大包医用帽子和口罩，说是物资补偿。

可农民工要这些干啥？堆在家里鼓鼓囊囊的占了大半个房间，卖没地方卖，扔又舍不得。

万万没想到的是，突如其来的新冠疫情使得一时间医用口罩价格飙升，无论实体店还是线上平台，纷纷一罩难求，很多家庭因为没有口罩不敢出门。原先农民工家乡的厂子用来抵算工钱的口罩突然变成了紧俏货，厂子逐个通知加价回收，农民工们个个喜笑颜开，只有一个人拒绝将这些口罩重新卖回厂里。

他就是老刘的那个患者，姓章。

小章要把家里的口罩都捐献给救他一命的恩人。

老刘讲完这些，看向 Happy 说："Happy，你看，爸爸那次没给你开家长会，但是如果不是爸爸，那个患者的小孩就没有爸爸了！而且，"接着又得意扬扬地看了我一眼，"而且我们家也不会有口罩！"

我说："我们还是问他买吧，他一个民工，现在就剩下一个肾脏，不忍心拿他的。"

"那还用你说？我说我们也用不了那么多，让他给我们送一点就行，其余的还是卖回厂里。"老刘自命不凡地笑着，对他女儿说，"你妈格局不行，前面送口罩她舍不得，岂不知千金散尽还复来，现在有五百个口罩正朝着你老爸奔来！"

我白了他一眼，准备收拾餐桌。老刘那厮见好不收，一把搂住他女儿说："你妈不总是觉得她很能吗？咋就没人给程医生送口罩呢？"

Happy 不愧是我亲生的，推开她爸说："那又怎么了，我妈他们还造了鼻罩送到武汉去了呢！"

老刘无可奈何地摇摇头，我呵呵一乐："Happy，怎么还有最后一个饺子没吃呀？别浪费！"

老刘居然借题发挥："小孩吃不下就不要吃了！这么膻气的饺子！"

"一饮一食，来之不易。"我不跟老刘计较，自己把剩下的最后一个胡萝卜羊肉饺子吃完，气定神闲地去洗碗了。

父母对小孩的影响是巨大的，家庭氛围会在很大程度上影响孩子的思维以及生活方式。以老刘为例，我婆婆是去新疆支边的上海知青，虽然在新疆待了大半辈子，但是她喜欢吃的是泡饭、烤麸、黄泥螺，不但自己不吃羊肉，一闻到羊肉的味道就反胃，连带她儿子在新疆土生土长，看到羊肉也翻眼睛。

老刘自己不吃羊肉还攻击我，刚结婚那几年，说："程蕾蕾你吃东西太粗糙了，这么膻的肉也能吞下去？"气得我跟他吵了不止一回。

再后来 Happy 出生了，Happy 跟她爸有样学样，我瞅着发现好像不太对头。有一次，一个崇明的朋友专程给我送了红烧羊肉，老刘一如既往捏着鼻子说："好膻好膻我不吃。"Happy 居然也捏着她的小鼻子奶声奶气地说："好膻好膻爸爸不吃我也不吃！"

我心想这可不行，小孩子这个不吃那个不吃，不只是挑食，而且会影响她以后的生存能力！她长大以后谁也保不准走南闯北，最好没什么忌口才行。

老刘跟他女儿捏着鼻子，我不声不响把羊肉盖好放进冰箱。第二天，老刘值班。我把羊肉烧得软软的，下了一点面条，端给 Happy 吃。Happy 那时候大概四五岁的样子，从幼儿园回家也饿了，连吃了好几块羊肉。

等她吃完，我问她："今天的肉肉好吃吗？"

Happy 举着筷子开心地说："今天的肉肉太好吃了！"

我接着问她："你知道今天是什么肉肉吗？"

Happy 回答说："我不知道呀，妈妈妈妈，你快点告诉我呀！"

我摸摸她的小脸说："这是羊咩咩的肉肉！"

Happy 高兴地手舞足蹈："羊咩咩的肉肉太好吃了！我喜欢吃羊咩咩的肉肉！"

所以，孩子其实并没有察觉到什么膻气，而是父母灌输的。除了饮食习惯，其实父母的思想品德、处事能力、判断决策、学习方法等，都会对孩子产生潜移默化的影响。因此，父母才是孩子最重要的老师，如果想让孩子好好学习天天向上，除了给孩子创造良好的学习环境，父母也要注意言传身教，在家庭中营造良好的氛围。此外，夫妻之间的相互态度，也会感染孩子对待父母的看法。

我洗好碗沥干，倒上洗涤剂擦桌子的时候又想起吴译菡。虽然现在疫情没有一个月之前那么紧张了，但身处抗疫最前沿的同事们，依然牵动着我们的心。我每天跟阚俊保持着密切联系，从他那里也得知，雒文娟主任的情况一天好过一天。阚俊没跟我挑明他跟吴译菡的事，但恋爱中的年轻人怎么瞒得住呢，他们发来的照片散发着甜蜜的味道。

我院派去武汉的医疗队不仅仅有医生护士，还有管理人员和后勤保障人员。医护好比士兵冲锋陷阵，物质和生活保障也必须跟上。后勤同事们煞费苦心，在驻扎的宾馆里设立了一个小小的补给站，虽然物品不太丰富，只有方便面、火腿肠、饼干、糖果和咖啡，但这个补给站每天24 小时营业，医疗队员们任何时候饿了渴了都能去补充能量。他们每日每夜都承受着巨大的压力，进到监护室都是单打独斗，在补给站遇到了，吃点东西，相互交流一番，也是一种舒缓和放松。

博文的朋友圈里贴着他们在补给站的照片，阚俊和吴译菡挨着，年轻的脸上笑眯眯的，好像没有任何心事。

博文说，吴译菡确实长成了她妈妈所希望的样子，沉着冷静，抗压能力特别强。虽然来的时间不长，但很快就熟悉了环境，而且做事不挑不拣，一边完成临床任务，一边还跟阚俊一起梳理、总结前期收治患者的资料。新冠病毒感染是一种全新的疾病，这种病毒对心血管系统引发的各种副作用现在尚不明了。除了实验室的研究，更加急迫的是临床观察数据。

譬如，他俩发现，当感染新型冠状病毒时，患者除了出现心功能改变之外，也会出现快速心律失常（如室性心动过速、心室颤动）和缓慢心律失常（如房室传导阻滞）。而我们知道，心脏自律性搏动是最重要的生命体征之一，所以既往患有心血管疾病，又感染新冠病毒的人，需要特别提高警惕。

这么看来，吴译菡是彻底从原先的家庭氛围中走出来了。说句心里话，人无法选择出身，但最后所过的生活其实取决于教育、经历、性格和内心的渴望。按照博文的说法，人有时候是自己把自己禁锢在一个无形的圆圈当中，要打破这个怪圈，最重要的是自己朝着圈外迈开第一步。

非常庆幸的是，吴译菡已经走到了圈外。

除了跟阚俊合作临床观察，吴译菡还在同步推进我们的肿瘤患者心脏毒性评估小程序研发，她觉得免疫检查点抑制剂诱发的重症心肌炎跟新冠病毒导致的心肌免疫风暴在机制原理上存在诸多相通之处，所以，优化评估小程序的同时，她还在设计基础研究，打算从武汉返回之后，就启动细胞实验和动物实验。

我当然高举双手赞成。我相信，吴译菡终究会像她妈妈雒文娟主任那样，成为一个术业有专攻、勤勉努力的好医生，她们具有同样的韧劲和拼搏精神，而且在非常时刻迎难而上，苟利国家生死以，岂因祸福避趋之。

晚上，我跟老刘感慨，要是 Happy 也报考医学院该多好呀。老刘不以为然地说："我觉得你不要总是想左右小孩的人生，应该让她自己选择，只要她自己喜欢，不管做什么都很好！"

我跟老刘实在没有共同语言，十几岁的小孩子又没经历过世事，放任她自由选择怎么行，大人总得给出大方向建议。譬如我当年像 Happy 这个岁数的时候喜欢写作文、喜欢画画，但我老爸旗帜鲜明地决定让我报考医学院，高考志愿单上从上到下写满了从上海医科大学一直到我们老家本市的皖南医学院，我当时觉得老爸独断专行，但现在还不是觉得挺正确的。尤其到了现在这个年龄，当年同班女同学大都在工作上有所放弃，有些行业，女性快到 50 岁的时候就退居二线了，但对于女医生而言，根本不用担心职业的问题，就算退休了，也还有很多返聘的机会。当然会有人说，上班都累死了，早点退休岂不是美事？我是这样认为的：退休了收入肯定会减少，而辩证唯物主义告诉我们"经济基础决定上层建筑"，因此，无论从职业发展还是从家庭关系着眼，女人何时退休都可以，但把主动权掌握在自己手里是否更好些呢？

而且，Happy 如果读了医学院，再过几年，她爱上了医学那当然好，就算那时候她还是不喜欢当医生，那与医学相关的医药企业、图文编辑、媒体推广等都可以尝试选择，可比大学去读其他专业的选择余地大多了！

老刘一如既往地鼻子出气不屑地哼哼说："你不要总是以医生的思维定式考虑问题，他们这一代人跟我们不一样，他们从出生就不为衣食住行发愁，我们之所以为小孩创造尽可能好的物质条件，还不是为了让她去试错，追逐哪怕不切实际的理想？"

　　啥乱七八糟的？不切实际的理想当爹妈也能听之任之？跟老刘简直鸡同鸭讲，我决定立即蒙头大睡。人家当爹的都望子成龙、望女成凤，老刘倒好，他对他女儿说："Happy 啊，你要是念书很好，我跟你妈会很开心——如果你念得不太好呢，那我会更开心，因为那样你买房子只能靠老爸老妈，然后我们可以住得很近，我老了我的女儿留在我的身边。"简直了！

　　在迷迷糊糊进入梦乡的最后一个清醒瞬间，我忽然想到，得空要多跟 Happy 说说我们当年的大学时光，摆事实、讲道理，虽说外人都觉得医学生很苦很累，但其实别有一番风味在心头。我也希望她以后能像吴译菡那样女承母业，这个计划得立即提上日程，比如，Happy 就很喜欢听我有一次无意间讲到的"大腿"的故事。在医学院度过的青葱岁月，令我此生无怨无悔。

致青春：大腿、蕾丝、应急灯

上海的冬天是比较瘆人的，尤其到了下雨的晚上，寒冷的湿气无孔不入。将近三十年前的大学宿舍没有空调，我们对抗寒湿的法宝就两个字：硬扛。所以，在记忆中那个有点斑驳模糊的冬夜，博文喊我晚自修跟她结伴去东一号楼，我的内心是抓狂的，我不想打着雨伞穿过坑洼不平的东安路，连续几天的冬雨时大时小，鬼才知道过会儿会不会瓢泼倾泻，鞋子溅湿了，好几天穿着都很难受。

可是，在气场强大的博文面前，我毫无招架之力。她晓之以理，动之以情，从宏观讲到微观，再从现实谈到理想，我迫于领导淫威（博文那时候是我们寝室的室长），只能委曲求全。

冬天的夜晚，七点钟已经漆黑一片。将近三十年前还没有那么多灯光，我俩撑着伞，在北风的咆哮中前仰后合，借着昏黄的路灯，从西院16号宿舍楼出发，整整走了一刻钟，才抵达东一号楼。

东一号楼是1936年启用的，年代久远。老房子层高很高，在晚上显得格外空旷，也格外清冷，走廊里人迹杳无，我们的脚步居然有回响。博文和我把湿透的伞撑在走廊里，一前一后走进教室，先放下书包，掏出小毛巾擦拭淋湿的裤脚。

彼时教室的日光灯不是直接镶嵌在房顶的，而是每个日光灯管两端由对称的细长的铁链悬吊着。不巧的是，教室好大一块窗玻璃碎了，还没来得及修缮，临时用一张灰蒙蒙的塑料布将就蒙着。可塑料布怎是西北风的对手，刺骨的寒风横冲直撞，从缝隙中肆意袭入，房顶几盏日光灯随风摇荡，光线晃动着，人影也晃动着。教室跟室外温度保持一致不说，塑料布还不停发出很响的"哗啦啦"的惨叫，在悄无人声的教室里，拼命敲打着我们的鼓膜。

博文动作比我快，她三下五除二擦了擦裤腿，在摇摆不定的惨白且暗淡的日光灯下，急不可耐地扯着我走向靠窗的那个桌子。在那个桌子上，有她觊觎、念叨、想念甚久的宝贝——一条大腿。

是的，这就是我给 Happy 讲的我们大学生活片段之一。上解剖课的时候，我们要去一号楼的解剖教室实战演习，每四五位同学编为一个小组，共同解剖一个标本。我跟博文同组，学习下肢解剖的时候，我们小组分到的那条大腿确实偏小，组织分离起来颇为困难，尤其是血管和神经，一挑起来搞不好就断。而在我们的斜对角，老刘（彼时程同学跟刘同学还纯粹是同学关系）他们那组分到的大腿，哇，长，粗，端正，齐齐整整，分离的时候腘动脉是腘动脉，闭孔神经是闭孔神经。上课的时候，博文瞥了一眼老刘他们的腿，一边嘟囔一边低下头去，福尔马林刺鼻的气味她完全免疫，可是凑得再近，也做不出老刘他们那组的效果。

下课了，我回寝室，打算换了衣服再去食堂，掏出钥匙还没进门，博文从后面赶上来，一把挽住我，她左右顾盼侦察了一下，附在我的耳边说道："蕾蕾，我已经问过了，解剖教室晚上不锁门，我俩晚自修去看那条腿好不好？"博文说这话的时候好急切，热气吹得我耳朵发痒，我一边躲闪一边摇头："我不去，我们的腿不算最好确实不假，但又不是完全不能看，这个天雨不会停，东院晚上乌漆抹黑的，我……"

可是，我怎能拗得过执着坚定的博文？更何况她说我们马上去食堂，今晚炸猪排她请客。

肚子里装上黄熏熏、金灿灿、香喷喷的炸猪排，我们顶着寒风出发。那个晚上博文认真观察的身影，至今在我的眼前历历在目。所以，虽然她的人生一波三折，但对她现在的临床技能和学术声誉，我从未置疑。三岁看老，老人们说的话一点都不虚。

都说医学生"只要专业选得好，次次期末赛高考"，嘿嘿，我以过来人的身份，掏心窝子告诉你们这句话大错特错！毕竟，我们上医的学生从来没有担心过高考不及格，但读了大学之后，生物化学、系统解剖如果不铆足劲，真有可能挂科！

当年上大学的时候，啥手机、网络、电脑统统没有，我们跟家里的联系，也只能是一个月一次在18号楼底楼门房那里，跟父母掐着秒钟打个电话。平时信息传递全靠鸿雁传书，从一封一封信件得知的别的大学的生活概况毕竟比较间接，所以，我们也并没有意识到，自己上了大学之后依然每天起早摸黑读书究竟有何与众不同。反正周围的同学们都超级用功，女生宿舍一大清早六点之前就洗漱完毕跑到教室的大有人在。晚自修"抢位置"是必需的，因为晚上有些教室有选修课，灯光明亮、环境安静的教室非常稀缺，必须在晚饭之前就把书包放在心仪的教室和座位上。如果你想定定心心吃完晚饭，散个小步，再晃去教室，呵呵，对不起，当你在全神贯注的其他同学旁边硬挤位置的时候，对方一定会重睑（双眼皮）启闭、眼轴旋转，并向你展示大面积巩膜（翻白眼）。晚上教室鸦雀无声，每个人都聚精会神，直至晚上十点熄灯，细铁链垂下的日光灯熄灭复又亮起，还有几分钟时间让大家意犹未尽地收拾书包。

这个时候，但见某些同学手脚之麻利、动作之敏捷、反应之快速，在短短几秒钟之内，行云流水完成收拾书包的各项流程，一个箭步蹿出教室，直奔公共卫生学院的 8 号楼通宵教室。在那里，这些狡兔三窟的家伙老早用另一摞书预先抢占了地盘。

可是，通宵教室位置有限，而且女生宿舍十点半准时闭门，关门之后宿管阿姨铁面无私，无论怎么哀求哭告都没门，所以，"如何在晚上十点以后继续攻读"成为大多数女生直面的重要课题。

不过，对于高分考入上海医科大学的姑娘们来说，迎难而上是常态。没过多久，宿舍里平白多出很多只应急灯，就是用于电工等行业作业的充电灯，方方的，比较沉，其实就是一个灯泡加上一个蓄电池。虽说应急灯充电也要跟宿管阿姨斗智斗勇，但热爱学习的喷薄渴望总算找到了出路。说来十分惭愧，我也忝名上医女生，却从来没买过和用过应急灯。我每天晚上都在一朵一朵晕染的应急灯光中惴惴不安地入睡，因而错过了很多重要的寝室事件。譬如，有一天午夜，其中一盏应急灯的主人、我们宿舍的小敏突发下腹疼痛，其余四盏应急灯主人理论结合实际，鉴别诊断认为她是急性阑尾炎，五个姑娘熄灭应急灯，叫醒宿管阿姨，连夜把小敏送到中山医院急诊，最后发现学艺不精，小敏并无大碍，五人遂结伴回到宿舍继续就寝。

唯一不知情的我，是在第二天早上其他室友对小敏嘘寒问暖的对话中才恍然大悟。室友们充分了解并理解我的优质睡眠，但我心生愧疚，穿着一条长至膝盖的大 T 恤端着杯子去水房刷牙，心中十分懊恼。我怎么睡得那么沉呢，万一宿舍只有我跟小敏两人，那该咋办？接下去要去病房实习值夜班，我半夜叫不醒不会被护士姐姐臭骂吧？天哪，我不会因为睡太死而出医疗事故吧？我一只手端着杯子，另一只手拿着牙刷，在水池旁边沉吟不语，直至伊娜古丽的身影飘了进来。

众所周知，临床上一般把女人当男人使，把男人当驴使，所以我们当医生的对自己的性别角色其实有些模糊。因此，在一众穿衣打扮能怎么将就就怎么将就的上医女生中，来自新疆的维族女生伊娜古丽简直就是雪域高原上盛开的格桑花，在一片白茫茫当中格外绚丽夺目。比如，我们洗脸就是字面意义上的"洗脸"，而伊娜古丽同学每天洗脸带个小脸盆，里面放着像检验科一样的好多瓶瓶罐罐，要抹要揉要抚摩；比如，我们通体上下最多戴个眼镜，人家伊娜古丽同学不但戴项链，还有闪闪发光的耳环；再比如，我们在宿舍人人一件大 T 恤，伊娜古丽同学就更加厉害了，她穿睡裙，是那种轻纱罗曼的、飘逸婀娜的、镶嵌蕾丝的、花边繁复的睡裙！她真的好美呀，怎么可以那么美呢？那个瞬间，后悔懊恼和蕾丝睡裙就这么有机地结合在了一起，永久地定格在我的人生记忆中。

在那后来，以及后来的后来，我依然没有穿过那种睡裙。我们上大学的时候东安路上是没有商店的，连附近的斜土路和枫林路等都没有商店，以至于医学院路上的联华超市开张的时候（这家联华超市历久弥坚，迄今依然矗立在医学院路上），我们宿舍一行六人兴高采烈地结伴去那里好好玩耍了一番，把超市里的货品一样一样拿起又放下，不停啧啧啧交头接耳、评头论足。学校周围肯定没戏，就算去徐家汇，彼时华山路沿街都是小摊小贩，也从来没看到过那么漂亮的睡裙，就算看到了可能也买不起；工作以后越发不可能了，有时间还不如穿着大 T 恤多睡几分钟。不过，即便如此，在美丽的上医校园里，依然有这么一个男生，他的目光穿透表象发现了我的内在美，那就是我的男票老刘同学。

在上医，处男女朋友嘛，可不就是一起去上晚自习。这样颇有好处，"抢位置"只要一个人就可以了。一个人先去教室，自己坐一个位置，用沉甸甸的书包在旁边再占一个位置，效率加倍提高。瞧，这就是我们上医的情侣，每天互帮互助，不再担心晚自修找不到心仪的好教室、好座位，俩人晚上一起在细铁链悬吊的日光灯下共同学习，遇到难点，还能互相使个眼神，不约而同走出教室切磋讨论一番，甚至，在月亮很好的晚上，到东院区的大操场上，一边跑步一边讨论，简直一箭三雕，既研讨了学术，又锻炼了身体，还增进了感情。

可是，有一次，我俩离开教室并不符合这样的设定。我清晰地记得，那是一个夏天的晚上，西院 6 号楼的外墙铺满了蓬勃生长的爬山虎，空气中洋溢着晚香玉的甜美，我正在认真看书，老刘同学坐在旁边，也在认真看书。

忽然，毫无征兆地，老刘猛地抓住我的手，我还没反应过来，他连拽带拉把我拖出了教室，像拎着一只行李箱，飞速下楼，我被这突然变故惊吓到了，本能地跟着老刘连滚带蹿逃出 6 号楼，老刘一言不发继续拉着我一路狂奔，直到跑到校园中央的篮球场。

然后，更加诡异的是，平常篮球场晚上只有三三两两打球的体育爱好者，那个晚上，我俩气喘吁吁地抵达篮球场中心地带的时候，居然操场上已经聚集了一些人，过了一会儿，有更多的同学从四面八方涌来。老刘一边骂我"你个笨屄"，一边解释，说他作为一名未来的外科医生，眼观六路，耳听八方，晚自修不忘注意观察："刚才，我们头上的日光灯剧烈晃动，你没发现吗？又没啥风！我告诉你，肯定是地震了！我们家那块儿曾经遇到过余震，就跟这个一样！"——所以，我们教室两端用细铁链悬吊的日光灯兼具照明和地震预告功能，我终于明白了！

那个晚上，大家不敢回宿舍，有席地而坐唱歌、聊天的，有跑步的，有在篮球场边上玩单杠、双杠的，人声鼎沸，热闹异常。直到很晚很晚，辅导员来操场告知，说好像是东海还是什么地方地震，波及上海，这里没危险，同学们都回去吧，我们这才放心解散。

一晃，好多年就这么过去了。记忆中，二三十年前的校园生活是欢愉的，因为年轻，就算月亮也比现在的大、圆、白。隔着三十年的岁月回头看，那时候的每个瞬间都活色生香。一号楼，六号楼，如今不复存在的女生宿舍 16 号楼、西院篮球场和东院大操场，以及难忘的第一餐厅。第一餐厅楼下是食堂，楼上是电影院，偶然去楼上看电影是一件隆重的娱乐，看到精彩之处，所有的观众会集体鼓掌……

我翻了个身，下定决心要把这些都告诉我的女儿，随即心满意足地沉沉睡去，丝毫没有想到，第二天一早太阳照常升起的时候，会有意想不到的惊喜。

同呼吸，共心梗

2020 年 2 月 23 日，礼拜天。我看好了日历，因为我们第二天就要全面正式复工了。那天早上，老刘收到他的患者小章抵算工资的 500 个口罩，我跟老刘重返医院再也不用担心没有口罩了。

接到快递之后，老刘简直不可一世，我根本不想理睬他得意忘形的嘴脸。据睿毅妈妈说，学校重新开学还遥遥无期，还得继续在家上网课，我要想好如何解决孩子接下去每天的中饭问题。

有一个办法，就是让外婆和奶奶轮流给 Happy 送。这要是放在平时都不是事儿，但现在不是有疫情嘛，老年人抵抗力差，他们得尽量少出门才对。

一直到吃晚饭的时候，我也没想出个好办法。看看老刘和 Happy 都吃得差不多了，我拿起放在一边的小纸条，逐项开始征求意见。这是我摸索出来的"饭桌组会"模式，就是把家务记录下来，吃完饭了当面讨论。虽说医生工作很忙，但我觉得作为主妇管理家里的各种琐细事项，一点都不比当医生简单，也是需要学习进步的！

　　刚才还扬扬得意的老刘，听我阐述了女儿接下去的中饭问题，也开始挠头。这位猪队友一拍脑袋，居然说："既然快递逐渐恢复了，那也应该有外卖，不如让 Happy 自己点外卖？"

　　Happy 一开始没作声，只是听着，等她老爸冒出这么一句，立即抚掌附议："这个可以有！"

　　这一老一小都脑子进水了吗？但见 Happy 老妈柳眉倒竖大声怒喝："三令五申不能外出，你们还想点外卖?！再说，学校不开学，难道天天吃外卖?！"

　　老刘自己也意识到了不对，吐了吐舌头，作势要缩回房间。

　　Happy 把碗里的鸡汤喝完，又给自己舀了一碗汤，一边等汤凉点儿，一边说："你不用担心我吃饭，我有办法的。"

　　我说："你有什么办法？"

　　Happy 眉毛一挑说："我自己做啊。"

　　老妈不置可否："你会做啥？"

　　"我当然会做，可惜你不肯给我机会。"Happy 端起碗来咕咚咕咚一口气喝完了汤，擦了擦小油嘴，斜眼看着我说，"奶奶像我这个年纪都已经去新疆了，我做个饭你都不让！"

　　我心想："你自打出生就没摸过灶台，再说虽然不开学，也是高一了，功课多得天天晚上开夜车，经常半夜 12 点房间灯还亮着，还做什么饭？""抓紧一切时间做作业，晚上早点睡，不要总是熬夜！"

　　Happy 哂笑了一下，移开椅子要回她自己房间："我们同学都是这么晚睡的，再说我都是在写作业，并且开着台灯，不像有的人，小时候她妈不让她看小说，她半夜躲在被窝里打手电筒看！"说完还故意问她爸，"我们家有手电筒吗？放在哪里了？"

我惊呆了。

Happy 嬉笑着凑到我跟前："你不是让爷爷奶奶、外公外婆写回忆录吗？他们写的先发给我啦！不过，老妈，我承认你这个办法不错，他们写得太好看了！绝对有料！"

得意忘形的 Happy 回房关上了门，没心没肺的猪队友老刘也跟着忘乎所以，把碗一推说："我也要回房写标书了！"

唉，难道我搬起石头砸到自己的脚了吗？

上个月，为了让老人安心待在家里，我忽然灵机一动，现在家家户户封门闭户，电视看久了心情也烦躁，不如让他们写写回忆录吧！Happy 的爷爷奶奶、外公外婆，虽然都只是普普通通的老年人，但他们也亲眼见证了新中国成立以来的风风雨雨，亲眼目睹了整个社会最基层的变迁。真实的故事永远具有震撼人心的力量，而且，让老人回顾往昔，如果能把他们的亲身经历一笔一画写出来，也是一种情感的倾诉与情愫的记录。

我这就一提议，四个老人积极附和，尤其以外婆和奶奶的态度最为认真，她们仔细回想，认真书写，还经常返工重写，总说还能写得更加全面一些。我就说那也不着急，等写完了再发给我当素材，没想到，他们居然让 Happy 先睹为快了！

不过说的也是，放在从前，16 岁的姑娘都能当家做主了，或许我是该让 Happy 练练手了。

等我洗好碗回到书房，一看，三个未接电话，都是我一个老患者的女儿修颜打来的。

一般来说，我不太给患者或者家属电话。像微医等网上问诊平台的电话咨询，也都是通过平台转接电话，这一方面是保护医生的隐私，另一方面也是因为我们面对的是许许多多病患，如果每个患者都打来电话，那医生就算是三头六臂也应付不过来。

不过，对于一些极其危重的患者，以及印象深刻的老患者，我们会在常规医患关系之外建立更加密切的关系，其中不乏有些后来成为经常联系的朋友。比如修颜，就是其中一位。

我赶紧给修颜回拨电话，问她："你爸爸最近还好吧？现在疫情来了也不能养生了——不好意思刚才我在忙呢！"

修颜哈哈大笑："程医生，就算没疫情，我爸现在也不养生啦！我知道你忙——程医生，你给个地址，我给你快递口罩过去！"

我很惊讶："你给我送口罩？"

"对呀！现在形势这么紧张，大家都在想方设法弄口罩呢！有个朋友正好给我送了两箱，我给你快递一箱过去！"

哎呀，这岂不是雪中送炭吗？我感激地说："那真是太好了，快递费到付！哎，还有，这一箱口罩多少钱？我转给你！"

修颜再次哈哈大笑："程医生，不要钱！这是我爸爸送给你的，你帮他省了那么多钱，我们现在是苦于买不到更多口罩，如果能买到的话，肯定不止送你一箱！"

听她这么一说，我也会心地笑了。

那是半年前的事，修颜带她爸爸从无锡过来看病，老修是一例典型的冠心病、前间壁心肌梗死。我按照惯例询问病史，他说是一个月前发生心梗的。

"心梗的时候，你在干吗呀？"

患者女儿抢着回答："我爸爸当时正在养生馆做热疗。"

"啥？"这下我疑惑了，"养生馆？"

"对的。"患者女儿点头道，"我们家附近新开了一家养生馆，说是热疗可以拔毒，我爸爸就去做热疗了，他说一开始还蛮舒服的，但是越来越热，不停出汗，又过了一会儿，就觉得胸口好像有块大石头压上去一样很闷很闷，他想热疗反正也快结束了，再坚持一会儿吧，结果一头栽倒了！"

我听得啼笑皆非："真的假的？你爸爸有高血压还有糖尿病，难道以前没有检查过心脏吗？他这样的冠心病患者，怎么可以去做热疗！"

"唉……"患者女儿哭笑不得地说，"我们哪懂啊，反正我爸爸就这样心肌梗死了。"

我一边摇头一边说："这是养生还是杀生啊？你们可以去投诉那个养生馆的！"

"不好投诉，不好投诉！"原本一直沉默不语的患者老修此时双手直摆。

我纳闷了："为啥不能投诉呀？"

老修跟他女儿异口同声地回答："养生馆老板也做热疗了，他自己也心梗了！"

听到这里，想象在无锡一家养生馆的门口，呼啦呼啦同时来了两辆救护车，分别把顾客和老板同时拉往医院抢救，程医生实在忍俊不住，不厚道地笑了。

无论冠心病还是高血压，心血管患者的血管都相对脆弱，应对热胀冷缩的能力会有不同程度的减退。因此，心血管患者要尽量避免温度骤然变化，在冬天要注意保暖，而夏天呢，也不宜待在温度过低的空调房间里。

除此之外，**心血管患者还要谨慎面对桑拿浴、长时间热水泡澡等。否则可能引发病情变化，甚至引发不测。尤其是冠心病、高血压、心力衰竭的患者，即便是冲澡，也建议控制时间。另外，如果家里有身患心脏病的老人，不妨在家里的浴室安装像宾馆里面那样的扶手，这样，他们在洗澡的时候万一头晕乏力，可以及时抓取支撑，避免摔倒。**

老修有冠心病，他去养生馆做热疗，首先，大量出汗导致血液黏稠，按照中医理论"汗为心之液，大汗亡阳"，对心脏不利；其次，热疗时血管扩张，血压降低，冠脉灌注不足，加重心肌缺血；还有，养生馆内部隔成了一个个密不通风的小房间，热气腾腾的环境里空气中氧气浓度降低，进一步使得心肌缺血缺氧。

"所以，你们不心梗谁心梗?!"

"原来如此啊!"老修和他女儿恍然大悟，"我们一直觉得很奇怪，怎么心肌梗死还能约好了一起?"

随着老修在我院进一步住院治疗，我跟他女儿修颜熟悉起来。

修颜说，她爷爷心脏不好，以前卧床好多年，不但自己吃尽了苦头，家人也被拖累得非常辛苦。所以，她爸爸最近十年来特别注重养生，什么温热治疗仪、养生汗蒸桶、脚部治疗仪、脚底按摩仪、红外线治疗仪等，几乎每隔一两个月家里就会多出一种养生器具，他们还有一群志同道合的老头老太，经常交流各种关于养生的吃的、用的、排毒的，有些还专门住到医院去养生，而这些，"我爸都深度尝试过……"

老修甚至还参加了一个"排毒协会"，遵循协会指示，身体力行，时不时三天甚至七天不吃饭来排毒。而且还去了一家不知名的医院，两年里做过三次二十一天排毒，三周不能随便吃东西，只能吃那家医院里的配方。好多人都没坚持下去，熬到最后的只有三个排毒标兵。"我老爸就是其中之一。"修颜说道。

"排毒标兵心梗了？"我忍住笑问她，"那另外两名标兵呢？"

修颜一呲嘴："别提了！另外两个叔叔我也都认识，他俩啊，一个心梗得比我爸还早，另一个脑中风了！"

说完，她补充道："这些老年人啊，都被所谓的'养生专家'洗脑了！有病不去正规医院看，非相信有什么'偏方'！我跟你说啊，后来我们全家人都拿我爸没办法，他自己平时省吃俭用，但只要跟养生搭边的东西别提多大方，程医生，你都不知道，他瞒着我妈偷偷去银行取钱，光是两万块的养生床他就买了三张！他跟我妈一张，给我买了一张，还有一张送给了我堂哥，让我堂哥高血压别吃药，每天睡养生床就行！"

我听得瞠目结舌，虽然时有耳闻有些老年人有病不肯去医院，反而痴迷什么治疗仪、保健品，但老修是我亲眼见到的活生生的最典型范例。

不过这次经历了心梗，老修幡然悔悟，他在我院装了冠脉支架，又调整了药物治疗方案，自我感觉"确实比自己养生舒服多了"，再加上修颜的不断敦促和引导，老修同志终于摒弃那些养生协会，走到了科学保健的康庄大道上。

"程医生，我爸现在'改邪归正'，不但气色明显改善，而且节省了一大笔钱！你就不要客气啦！"

"恭敬不如从命，"我说，"不过，我们刚刚收到 500 个口罩。"

"那没关系！你可以送给其他医生！我们现在要送就送给最需要的人！"

　　挂了修颜的电话，我心中一阵轻松，这下好了，真是踏破铁鞋无觅处，得来全不费功夫！不行，我得跟老刘说道说道，别以为只有他有拥趸，程医生的患者也来送口罩啦！

　　如果在往常，我一定会扬眉吐气地潇洒推开卧室门，管老刘写不写国自然，先把这件事抖落给他听。可惜今天不行，还有两个老患者等着回复，尤其是费梓萱，我想想都觉得很辛酸。

反复流产谁之错？

　　费梓萱今年 29 岁了。她两年前来看病的时候已经结婚两年，但看上去还像个二十出头的小姑娘，皮肤白白的，头发黄黄的，脸盘小小的，比同龄人看上去小上五六岁都不止。

　　费梓萱那次从重庆来上海参加一个短期财会培训班，听说我们医院的心脏科比较好，就下载了我们医院的 APP 挂了我的号。话说现在看病挂号跟以前不一样了，大部分都是提前线上预约的，几乎各大医院都有专属 APP，在手机上下载之后，患者不但可以提前预约医生，而且可以查看科室和专家简介。更重要的是，注册登录之后，他们做完检查不用等候结果，回家可以在手机上查询各项检测结果，非常方便。如果检查出来提示病情危急，医院会同时通知到这个患者及其主诊医生。

　　我那天患者特别多，轮到费梓萱的时候已经下午了，她看到我就嚷嚷，说都快饿死了。我看她唇红齿白的，不太像心脏有问题的样子，就开玩笑说："你等在门口都受不了，我从早上八点一直看病到现在呢！"

她马上对我露齿笑笑说："确实呢——那程医生你想吃啥？我看完就去给你买！"

听到这句话，我对她的好感大增："那倒不用了，反正也快结束了。你的心脏有啥不舒服呢？"

"我心脏没啥不舒服。"费梓萱绞着两只细纤白净的小手说，"我就是总是流产，妇幼保健院说我血小板降低，你不是看心血管的吗？这个血小板也是你管的吧？"

我听了她的话啼笑皆非。确实患者不懂医，对医学专科存在很多误解。我们心血管看的是心脏和大血管，而血小板是血液的一种成分，血小板无论升高或者降低都应该去看血液科呀！

人体大小血管内日夜奔腾涌动着红色不透明的血液。血液中约90%是水，其余成分包含蛋白质、钠钾离子等物质，此外就是血细胞，主要是红细胞、白细胞和血小板这三种。

其中，红细胞是体内通过血液运送氧气的最主要的媒介；白细胞是一大类无色、球形、有核的血细胞，是人体与疾病斗争的"卫士"，当病菌侵犯人体时，白细胞能自发聚集到病菌入侵部位，将病菌包围、吞噬，当身体发生炎症的时候，体内白细胞计数会高于正常值；而血小板是一种细微的、大小不一的、圆盘状的血细胞，对人体止血功能至关重要，如果体内血小板数量明显减少或者功能失调，那就比较可怕了，身体任何部位发生破损，都有可能血流不止，尤其是看不见的内脏出血往往导致生命危险。

"血小板降低不归我管哦，你还是转诊到血液科去看看吧！"我一边笑着对费梓萱说，一边拿起我的处方章要给她盖章，手举到一半却停了下来，"你说你总是流产？"

愁云爬上了费梓萱的小脸，她说："是啊，我连续怀孕两次，都莫名其妙流产了。第一次是四个月的时候，第二次都快六个月了，结果流掉了。"

"这样啊。"我说，"那可能你需要进一步检查。"

看我收起了笑容，费梓萱的两只小手绞得更紧了："我的心脏还要做什么检查？"

我回答说心脏检查肯定是要做的，心电图、心脏超声一样都不能少，此外还要抽血化验。

费梓萱一听跳了起来，说："我不抽！我不抽！我前面都抽过好多管血了！我可怕抽血了！"

我安慰她说："你这个毛病，不抽血查不出来的。"

费梓萱狐疑地问道："我半年前流产的时候，妇幼保健院的医生说我该查的都查过了，子宫、卵巢都没问题，就血小板比正常人低！"

我耐心地对她解释："妇幼保健院是专科医院，我怀疑的这个毛病，得的人不多的，一般妇幼保健院可能不会查这个病。"

我不解释还好，越是解释费梓萱越是惶恐："啊？还是疑难杂症？"

我说倒也算不上疑难杂症，做完检查就水落石出了。

隔了几天，我在医院的电子病历系统调看费梓萱的检查报告，非常不幸的是，我的诊断被证实了。

大概又过了两三周，我又见到了费梓萱。这次她爸爸也来了。听说女儿的心脏有问题，这个问题还跟总是流产有关，费爸爸专程从重庆飞到了上海。当爸爸的爱女心切，也不管究竟是什么毛病，开门见山就问："我女儿这个毛病治得好吗？治好就能正常生孩子了对吗？"

　　同样为人父母，我非常能够理解费爸爸的心情，但"抗磷脂抗体综合征"是一种免疫性疾病，主要是患者体内产生了一组自身抗体，其中包含"抗磷脂抗体"，从而命名。也就是说，得了"抗磷脂抗体综合征"的人，他们的身体里面会出于各种原因出现很多异常的、专门针对磷脂这种物质，以及一种或多种与磷脂结合的血浆蛋白质的"插头"。这些"插头"跟器官、组织乃至血液中的"插座"相结合，就会诱发一系列病变。其中，最常见的就是形成血栓，不管是动脉还是静脉都可能动辄形成血栓，尤以静脉常见。

　　抗磷脂抗体综合征多见于女性，不少患者既往并没有明显不适，首发症状即表现为反复流产，且常合并血小板减少。大约一半的抗磷脂抗体综合征孕妇可出现流产，流产一般发生于妊娠中后期。此外，这些孕妇的胎儿也容易出现生长发育迟缓。

　　抗磷脂抗体综合征一般较难治愈，不过可以采取各种手段稳定病情。

　　"治不好？那就是一辈子不能生小孩？"

　　听完我对费梓萱病情的阐述，费爸爸的脸都变白了。我们中国人的传统一直是"不孝有三，无后为大"，我同情地看了看跟我差不多岁数的费爸爸，安慰道："不是说绝对不可能，不过下次再怀孕的时候要特别当心，建议到综合性医院去建卡，万一有问题，可以多学科会诊，大家一起想办法。"

　　费梓萱听从我的建议，去看了风湿免疫科，吃了一段时间激素，复查指标好转，半年前再次怀孕。虽说她的心脏没有明显不适，但是她和费爸爸都非常信任我，每隔一两个月就跟我联系一下，基本上都是来报告平安无事。今天费梓萱又发来消息，问我："程医生，你也去武汉了？"

我坐定之后，给她发了语音："我没去武汉，你现在情况怎么样？"

费梓萱秒回："我挺好的，宝宝在肚子里胎动得很厉害呢！程医生，我刚才爬楼翻看朋友圈，看到你发的帖子，还以为你去武汉了呢！我好担心，我爸爸让我一定要问问你，一定要做好防护，你可不能有什么闪失呀！"

我很感动地说："我没有去呢。哦，你看到的是不是我们医院招募新型鼻罩合作企业的英雄帖呀？"

费梓萱不好意思地笑了："是啊是啊，我刚才一着急，根本来不及细看，就先问你了！"

说到这里，费爸爸把电话接了过去，用他那不太标准的普通话说道："程医生，不管你去不去武汉，都一定要保护好自己，等我抱上孙子，我们还要去上海看你！"

我满口应承："那必须的！疫情肯定会过去的，不过现在你千万要注意不能随便出门啊！"新冠病毒欺软怕硬，尤其是孕妇、老年人还有既往心肺病变的人，感染之后后果更加严重。

要问我这个心血管医生为啥能察觉费梓萱的抗磷脂抗体综合征呢？这个毛病我们既往上学的时候几乎都没听说过，但后来我遇到过好几例这样的病患，他们除了反复出现静脉血栓形成和动脉栓塞之外，病变还累及了心脏。

这个毛病既然被命名为"综合征"，意思就是除了容易长血栓之外，还有其他表现。譬如，患者会因为脑血管血栓堵塞而突然发生脑中风，或者经常发作短暂性黑蒙；反复肺梗死或者肺栓塞会导致肺动脉高压；肾脏、眼部、皮肤部位的血管也会因为血栓形成，引发肾功能下降、视力异常以及皮肤上的网状青斑。

　　除此之外，也有一部分抗磷脂抗体综合征的患者，其异常主要表现在心脏上。这部分患者，我们有时候也称为"抗心磷脂抗体综合征"。将近半数的抗磷脂抗体综合征患者合并出现心脏瓣膜病变，他们的二尖瓣和主动脉瓣相应增厚，甚至还会在心脏瓣膜上长出点块状血栓，导致二尖瓣、主动脉瓣打不开或者关不上。

　　更严重的是，抗磷脂抗体综合征会损害患者的心功能。统计研究发现，每 20 名抗磷脂抗体综合征患者中就有一名最终死于充血性心力衰竭。

　　所谓"充血性心力衰竭"，就是指心脏明显扩大，里面充满了瘀滞的血液，心脏丧失了搏动能力无法有效射血。

　　"心力衰竭"是各种心血管病变发展到最后的终末阶段，这个医学名词听上去就很可怕。不过，如果**想治疗心力衰竭，最重要的是找到心功能下降的原因。心脏本身的问题，譬如心肌梗死、心脏瓣膜病、某些心律失常等，会演变为心力衰竭；此外，心脏之外的病变，也可能造成心脏功能减退，譬如甲状腺病变、肾功能衰竭以及风湿免疫类疾病，其中，抗磷脂抗体综合征就是其中的一种**。

　　所以说，医生看病的时候一定要全盘斟酌，虽然说现在是专科看病模式，但如果基础不扎实、分析不到位、考虑不全面，耽搁了像费梓萱这样的患者，麻烦可就大了。哪怕疾病再隐蔽，也会露出蛛丝马迹，譬如"血小板降低"和"反复流产"这两点貌似跟心脏八竿子打不着，但如果组合在一起，心脏科医生就得特别当心；而且，当我们对心衰患者进行鉴别诊断的时候，也千万不能忘记检测患者的风湿免疫指标。

　　医学需要触类旁通，而不是照着教科书生搬硬套。在大家的眼里，医生个个都是不苟言笑的学霸，其实我们的同行们性格迥异，不管哪个地方的，概莫如此。

想到这里，我又先回复了中国台湾的尚碧桃教授。

尚教授是我非常敬重的一位同行，他供职于台大医院超过 30 年，是台湾小儿先天性心脏病介入治疗领域的前驱。我是有一次开完学术会议之后跟几个同行聚餐的时候遇见他的。

那次聚餐由上海市儿童医学中心的朋友做东，选了浦东蓝村路的一家湘菜馆。席间有一对我不认识的夫妻，年纪六十开外，丈夫看上去貌不惊人，中等身材、灰色夹克、略秃的头顶用右侧的头发斜梳过去稍作遮挡，一言以蔽之，就是个泯然众人矣的中年大叔；妻子的首饰戴得比较明亮，我记得是一整套蓝宝石耳环和项链，还有就是冲我点头打招呼的笑容比较热情，其余也没啥特别。

开吃之前，朋友先介绍，说这是从台北来参会讲课的尚教授和太太。

我一惊，心想："请台湾同胞吃饭，你小子订湘菜馆？"

然后那位尚教授开口了，我又是一惊。他手指点着桌子说道："确定这个饭店的辣椒够劲吗？"

熟稔之后，我知道了尚教授的故事。他家人是湖南湘潭人，由于战乱，新中国成立前去了台湾岛。他出生于桃园，是长子。父亲抱着襁褓中的儿子，跪在地上面朝西北方向泪流满面："父亲大人，母亲大人，我们尚家有后了！儿子给你们的孙子起名叫'尚碧桃'，让他长大以后永远记住，他的祖宗在湖南湘潭，只是暂时躲避在台湾桃园……"

来自台湾的湖南人尚教授无辣不欢，性格也爽朗干脆，而且诙谐幽默，我们很快变成了真诚相待的好朋友。每逢新春佳节，尚教授总是第一个发来问候，而今年则不止一次。虽然台湾尚未发现疫情，但他牵挂着我们这些同行，他在网络上看到上海的医院纷纷派出医疗队，刚才又发来叮嘱信息。

传染病是人类的共同大敌，五大洲七大洋概莫能外。当然那个时候，大家都没想到，疫情也会传到世界各个国家。

控制传染病的最好办法就是切断传播途径，尽量减少人员流动。在发现疫情的极早期，我们已经行动起来。

可是这样一来，外地的患者就不能来上海了。有一些多年来一直找我随访的患者，只能借助网络手段，比如此时此刻身处舟山的徐芳华。

恐惧会播散，爱亦如是

如果你第一次看到徐芳华，绝不会想到她 43 岁的生命中经历过那么多波折和灾难。我经常会碰到来自浙江舟山的患者。舟山群岛是我国第一大群岛，其海岛数量多达我国海岛总数的 20%，其中面积在 1 平方公里以上的岛屿就有 58 个，包括舟山岛、岱山岛等。著名的佛教圣地普陀山也属于舟山群岛，这都是我认识徐芳华之后才知道的。

自从舟山跨海大桥开通之后，我们经常接诊来自舟山的患者。徐芳华来的时候风尘仆仆，她说天不亮就从岱山岛起程，因为堵车，四个多小时才到我们医院，生怕耽误了手机 APP 上预约的 10 点钟的门诊时间，简直心急如焚。我一看，她确实满头大汗，一边从包里掏出 CT 片子扇风，一边用餐巾纸擦汗，同时快速跟我说她的病情，一看就是个急性子。

我原本想提醒一下，她擦汗之后额头上沾着一块白色的餐巾纸，得赶紧拿掉，否则别人看到岂不是笑话？可是，听完她的病史之后，我却笑不出来了。徐芳华的人生，就像一块被揉碎的餐巾纸，四分五裂，体无完肤。

徐芳华跟她老公都是舟山本地人，年轻的时候胆子大，跟风出去闯荡，从广东批发衣服回岱山卖。他俩看服装的眼光很准，服装店的生意相当火爆，她怀孕的时候也没休息几天，挺着大肚子照样乘飞机去选货。生下孩子只喂了三四个月的奶，就丢给公公婆婆带，只当自己卸了一个包裹。

她的前半生在孩子两岁的时候天塌地陷。说起来还是一起做生意的小姐妹提醒她，她儿子怎么都快两周岁了还不会走路？人家的宝宝有的到这个岁数已经伶牙俐齿了，她家宝宝怎么说不出一句囫囵话？

第二天，她跟老公抱着儿子来上海了，来了之后待了半个月，到复旦大学附属儿科医院、上海市儿童医学中心和上海儿童医院轮番看了专家，确诊为"脑性瘫痪"。

脑性瘫痪，简称脑瘫，是引起小儿机体运动残疾的主要疾病之一。脑瘫是由多种原因引起的脑部损伤，主要表现为运动功能障碍和身体姿势异常，有些还可伴有智力低下、癫痫、语言障碍，等等。

每一个脑瘫儿童的家庭，都像被滔天洪水洗劫过，将欢乐和希望洗劫一空。徐芳华再也没有力气去照看服装店了，她整整两年以泪洗面，背着儿子四处求医。但儿童脑瘫的治疗迄今仍是世界性难题，她的奔波收效甚微。

唯一庆幸的是，他们的服装店生意依旧，自从儿子的病确诊之后，他们做了分工，老公继续打理生意，她一门心思带孩子。

两年求医未果之后，一天晚上，夫妻俩看着睡着的儿子，忽然萌生了一个新的想法：既然医生说儿子这辈子估计也不太可能像正常人那样，那干吗不再生一个呢？再生一个小孩，不管是男是女，家庭可以得到慰藉，以后他俩过世了，老二还能照看下哥哥。

那时候，徐芳华已经 33 岁了。但现在女性三四十岁生孩子的多的是，他俩觉得命运的乌云总算被扯开了一线希望。

可是，老天爷仍旧没有放过他们。

经过两年认真备孕，徐芳华也没怀上。去医院检查，说是她的卵巢早衰了。

这可咋办？老大的毛病看不好，再生一个也生不出。接二连三的打击让原本生性乐观豁达的徐芳华痛不欲生。她觉得必须得再生一个，只要她努力寻找，没准儿有什么偏方呢！

只要功夫深，铁杵磨成针，她还真找到了一位号称医术祖传的老中医。老中医很神秘地告诉她："缺啥补啥，中药紫河车就是人的胎盘，你只要坚持服用紫河车，求子求女可见效了。"

接下去，又是两年。徐芳华每个月去那个老中医那边求诊，每次买回一包紫河车。

可是，连续吃了两年紫河车，徐芳华的月经越来越少，间隔时间越来越长，而且也没怀上孕。洗澡的时候，她一边流泪一边摸着自己平坦的肚子，又摸了摸有点下垂的乳房。咦，不对，为啥左侧乳房的上方和右侧乳房靠近腋窝的地方都有一个硬硬的包块？

徐芳华和她老公再次去了医院，得知命运给了他们第三次残忍打击。

徐芳华得了乳腺癌，而且是双侧乳房。

她跟我讲述过去十多年就医历史的时候，噙着眼泪问我："程医生，我是不是吃胎盘吃太多了，才得的乳腺癌？人家说胎盘里面有好多好多激素，我真是无知啊……"

我无言以对。不仅仅是无法回答她的这个问题，也是因为天地不仁，为啥还没放过徐芳华？她确诊肿瘤之后，再也不相信什么偏方了，去正规医院做了手术，并进行了化疗。

在确诊乳腺癌 8 年之后，她因为心功能减退来到了我院。

各种抗肿瘤药物都会损伤心肌，不幸的是，徐芳华再次中彩。但她的乳腺癌病情稳定了五六年之后又有发展，她必须继续化疗。怎样才能一边继续治疗肿瘤一边维系心脏功能，是她前来就诊的主要目的。

后来，徐芳华成了我的老患者，她定期半年找我看病开药，找我做心脏超声检查监测心功能。每次来的时候，都给我带一盒"普陀佛茶"，我不收她就生气。

可就是这么一个患者，有一次，我却伤了她的心。

确切地说，是伤害了两个好患者的心。

那次，徐芳华看完去付检查费了，我接着看了一个家属代诊的肠癌患者。患者自己没来，是一儿一女拿着资料过来的。那个姐姐是主导，说他们带着老父亲来到上海，在某家医院好不容易挂到了某位著名专家的号，也做了手术床位安排，但常规检查的时候发现老人血压高达190/120 毫米汞柱，而且空腹血糖也高得离谱，加上老人有 50 年吸烟史，每天要抽两包，必须得在术前评估心血管风险程度。

"程大夫，你给我爸写下，就说他能马上做手术！"姐姐在桌子上摊开患者当天做的心电图，要求道。

我为难地说："这不行。你爸爸不但要吃药控制血压，还应该进一步排除冠心病，需要另外做检查。"

姐姐原本就挂着的脸更加不高兴了："你知道我爸得的什么毛病吗？肿瘤！他要是不马上手术，万一有什么闪失你给负责任？"

我耐住性子说："退一万步，肿瘤不会马上死。但心脏如果有问题，患者可能立即挺不过麻醉！"

姐姐翻了翻眼睛："那今天下午三点之前能查好吗？我们这就去接我爸！"

我说："那来不及，我们医院患者比较多，检查都要预约的。"

这下弟弟也跳起来了，指着我的鼻子唾沫四溅："你再说一遍？这可是得了肿瘤的人，还预约个屁！"

"你们的心情我非常理解，但做事还是得按照流程。我刚才看了，预约时间最长的一项得两周以后。没办法，这个时间是我们整个医院所有医生开的检查单由电脑系统按照先后排的顺序。"经历了二十多年的临床磨砺，我心平气和地对他俩说，"要不这样吧，你爸爸需要检查的项目确实比较多，要不我跟我们心内科病房商量一下，让他住在病房排查完成术前准备，估计两三天时间就够了。"

"得两三天时间？"姐姐依然不满意。

弟弟用目光阻止了姐姐："行，那就今天住院！"

"今天肯定没有床位了。"我从口袋里掏出手机，"我这就给病房打电话，照顾你们尽快安排。"

"尽快是哪天？"弟弟接着问。

我一边点手机号码一边说："最快明天，慢的话估计这个周末。床位有时候真说不准，就像一个萝卜一个坑，得腾出空床来，才能收进去。不过心脏病患者经常有反复，说好的明天出院结果今天夜里出现新情况，这种也是经常发生的……"

还没等我接通电话，那个弟弟怒不可遏地朝我逼近："你说什么?! 不一定?! 要到周末 ?!"

还好门口有个患者听到诊室里边大声吵闹，推开一条缝看清楚之后，马上喊来护士台老师和保安师傅，才把这俩人给拉走。

我也实在气坏了。医生与患者从来都是荣辱与共，作为患者家属不信任医生，乱提不切实际的要求，最终损害的还是患者自己的利益！

等下一位患者就诊的时候，我依然愤慨不已，连徐芳华折回进入诊室想再问她的药是否需要加量都没注意到。

下一位患者细声细气地说："程医生，你消消气，那两个人太可恶了！"

我被愤怒冲昏了头脑，不假思索地说："确实太可恶！怪不得家里生肿瘤！"

话音一落，只见患者原本苍白的脸庞变得更白了，我心中一悸，坏了坏了！都说冲动是魔鬼，一点不假！因为我眼角已经瞟到电脑工作站上这个患者的诊断：妊娠期乳腺癌。更别提她身后站着的笑容瞬间僵硬的徐芳华！

我马上顾不上生气了，手足无措地解释："我不是这个意思啊……我不该说这样的话……哎呀，我今天这是怎么了……实在对不起，我说错话了！"

徐芳华愣了片刻，装作什么都没听到的样子，问了我两个问题。我心怀愧疚地主动说："你是老患者了，我们加个微信吧，万一有什么事你方便一些。"

那个坐着的患者也怯怯地说："程医生，我也想加你微信，我在网上查了好久，今天终于挂到了号。"

我当然答应了。

这位妊娠期乳腺癌患者姓曾。她是怀孕六个月的时候发现两侧乳房明显不对称，他们全家才得知，原来还有一类"孕期乳腺癌"。

妊娠哺乳期乳腺癌，是指在妊娠及生完孩子 1 年内发生的一种特殊类型的乳腺癌，临床比较少见。由于妊娠期间乳房的生理性改变，使得早期诊断非常困难，不易被发现。

小曾发现乳腺癌的时候，癌肿已经转移到腋窝淋巴结。鉴于后续治疗会让患者丧失生育能力，所以，乳腺科医生安排小曾在怀孕晚期做了化疗，等生完孩子再正规接受双靶治疗。可是，小曾刚做完两个疗程，复查发现她的肌钙蛋白升高了。

对于肿瘤患者，肌钙蛋白和心电图是监测有无发生心肌损伤的重要工具，几乎所有的医院都能监测，而且较为敏感。

肿瘤科医生察觉小曾这个指标升高，第二天复查依然缓慢上升，就跟小曾说，看样子她的心脏无法承受双靶治疗。

这么一来，小曾全家崩溃了。要知道，根据基因检测结果，目前的双靶方案对她的肿瘤最为有效！

相比徐芳华，小曾还是幸运的。她用药调理之后，控制住了心肌细胞损伤，后面还是顺利接受了既定抗肿瘤治疗方案。

她俩是我为数不多的加了私人微信的老患者。我原本以为她们今天联系我是为了询问病情，没想到她们无一例外地是来问候我、关照我、提醒我，说看了通知，我们医院明天就要复诊开门了，"程医生，你可千万要当心，帽子、口罩和手套一样都不能少"。徐芳华还说必须戴上双层手套，谨慎小心点肯定没错！

在暴发新冠疫情的 2020 年年初，我们每位医生都接到过老患者的电话和信息，他们用各种方式表达对医护人员的关心与爱护。这是人类传染病史上需要铭记的一年，更需要铭记的是我们所有人心连在一起。

病毒会传染，恐惧会传播。但幸运的是，爱亦如是。

吃他汀会得糖尿病吗

2020年2月24日，礼拜一。农历正好是龙抬头。老刘吃完早饭就去上班了，我简单收拾了碗筷，到 Happy 房间检查了下她的闹钟，还算自觉，闹铃定在了八点钟。

Happy 的闹铃响的时候，我已经坐在了办公室，同事正在分发口罩，说这一个月来，我们医院接到的各界社会物资捐赠，已经把库房都堆满了，据说有个上海本地姓白的大老板，连续捐赠了好几大批口罩，现在光是零零总总的口罩都够我们全院用一年的！我的心里暖洋洋的，想到了这几天最热的《诗经·秦风·无衣》："岂曰无衣，与子同袍。"

没想到，屁股还没坐热，我就接到了王焱语无伦次的电话："程老师，你今天上班吗？我要来找你！"

我问："发生啥事了？"

"程老师，我妈说我姥姥从昨晚开始发烧，今天一早又咳嗽了，你说她不会是感染了新冠病毒吧？"

我哑然失笑："王焱，新冠病毒又不会满天飞，你外婆这么大岁数，如果没出过门，不太可能接触到病毒的！"

"可是吭，网络上不是说，年老体弱的，尤其是以前就有心脏病的，特别容易感染新冠吗？"王焱的语气可怜巴巴的。

我说："那是不假，预防新冠感染，老年人需要格外做好防护没错，但是你外婆大门不出二门不迈，发烧咳嗽估计多数是受凉了。"

"那我姥姥现在发烧要不要紧啊？"王焱还是又焦虑又着急。

我接着解释说："你外婆是 80 岁的冠心病老人，现在有感染咳嗽，病情肯定是要重视的，但人跟人不一样，就算都是放过支架的冠心病患者，有些心功能好，有些心功能差，有些还合并老慢支肺气肿或者其他毛病，看病都是一人一议，你要实在不放心的话，把你外婆最近的病史资料发给我看看。"

王焱还是不放心："我还是来找你当面说吧。"

王焱拿着他外婆的一沓打印资料跑来了，我赶紧仔细看，王焱外婆的情况不妙，不但脑钠肽升高，血糖也控制得不好。糖尿病合并冠心病的患者，冠脉病变更为广泛、复杂，并且进展更加迅速。

根据统计，我国至少有超过 1.1 亿人罹患糖尿病。住院的冠心病患者中，一半以上合并有糖尿病。**心血管和肾脏病变是糖尿病患者主要的致死原因。**

糖尿病患者的死亡约 75% 由冠脉缺血引起。与未合并糖尿病的冠心病患者相比，合并糖尿病的冠心病患者死亡风险显著增高，发生心脏性猝死的风险增加 3 倍。

尤其王焱外婆这样的高龄患者，现在又合并肺部感染，血糖问题必须谨慎对待。

我想了想，告诉王焱："现在疫情局势不明，去医院也不方便，你多安慰她千万别紧张，每两三个小时测量体温，还有，家里有血糖仪吧？如果血糖依然居高不下，再决定是否去急诊。"

王焱答应了，又说："我外婆以前血糖不高的，我跟我妈一直有个疑惑，是不是她每天服用的调整血脂的他汀类药物引发糖尿病的呢？"

这个问题确实很多冠心病患者十分关心。我详细跟王焱解释，与冠状动脉粥样硬化引发心肌缺血的风险相比，他汀类药物增加糖尿病的风险是可以接受的，他汀类药物仅与 0.2% 的 2 型糖尿病发生风险相关。即便对于糖尿病患者，他汀类药物升糖效应也相对较小，总体而言，其获益远超风险。而如果高脂血症不加控制，会直接加重动脉粥样硬化的病变进展。

虽然他汀类药物是"坏胆固醇"低密度脂蛋白胆固醇的"克星"，但在实际生活中，大家对此存在很多错误认知。

比如，有人觉得胆固醇是构成细胞膜的重要成分，没有胆固醇就无法生存，胆固醇并非那么"坏"。

事实上，胆固醇确实必不可少，形成胆酸、构成细胞膜、合成激素都需要它。不过胆固醇在血液中存在于脂蛋白中，包括高密度脂蛋白胆固醇、低密度脂蛋白胆固醇等形式。而过高浓度的低密度脂蛋白胆固醇会在血管中沉积形成粥样硬化斑块，进而限制血液流动，导致心梗、脑卒中等的发生。研究表明，全球每年约有 300 万死亡病例与"坏胆固醇"低密度脂蛋白胆固醇水平升高有关。所以，**总胆固醇浓度以及低密度脂蛋白胆固醇浓度过高者，应当服用他汀类药物进行控制**。

又比如，有人觉得其实导致心肌梗死的原因很多，并不一定是高脂血症引起的，而胆固醇是血脂的主要成分之一，所以需不需要吃他汀类药物也不一定。但实际上研究表明，全球有 33% 的冠心病与高胆固醇血症直接相关。对于 35～55 岁的人群数据分析显示，**只有高胆固醇血症、其余各项指标正常的人，每隔 10 年其心脏病罹患风险就增加 39%。也证明了高胆固醇血症确实是冠心病的罪魁祸首之一。**

还有很多人觉得，吃他汀类药物不良反应大，得不偿失。其实，早在 2015 年美国心脏协会（AHA）专门就此发布他汀类药物安全性声明，指出他汀类药物不良反应风险较低，不良反应中他汀类药物引起的肌肉损害和肝毒性最常见，但横纹肌溶解症的发生率不足千分之一，肝毒性风险约万分之一。

还有，有些人认为他汀类药物会影响认知，吃了更容易得老年痴呆，而事实上，近日发表在《美国心脏病学会杂志》上的一项研究显示，应用他汀类药物不仅不会导致记忆和认知力下降，反而还可减缓记忆衰退。

所以，王焱外婆目前的治疗方案中含有他汀类药物是很妥当的。

王焱这才幡然醒悟，恢复到平常那慢吞吞的常态。

复工第一天，没有那么忙，我紧接着跟王焱把乳腺癌心脏毒性在线评估小程序的几个细节继续讨论了 20 分钟。

然后，王焱闷闷地来了一句："程老师呃，我在想啊，我们做的这个肿瘤患者心脏毒性在线评估软件，也要考虑到以后对医药企业的价值。"

我飞扬的思路一下子被打乱："啥意思？"

王焱自顾自继续讲了下去，他说，现在是大数据时代，我们这个小程序能够帮助肿瘤患者进行心血管毒性评估，但与此同时做大了之后，小程序附着的 APP 也在后台收集患者的各种信息，如果这个项目能够顺利开展，我们就不仅仅能为个体患者提供心脏不良反应的诊断，对其进行分级，也能梳理、归类、总结、分析肿瘤患者各方面的诉求与特征。譬如，他们对于检验指标的期望，对于每一种类药物的应用数据，这些信息脱敏（就是去除患者姓名等个人信息）之后，不但是珍贵的学术资源，对于医药厂商，也具有重要的参考价值！

我说："我倒没想那么远，目前我们还是尽力把小程序做好，让肿瘤科同事们能用起来就行了。再说，保护患者隐私是我们必须遵守的规则，患者的数据资料交到我们手里，我们只能从专业学术方面予以分析，而不能考虑其他的利益。"

"程老师，你误解我的意思了吭。"他接着介绍说，"我们现在呈现的可能只是一个简单的小程序，但从现在开始，对于框架就要进行整体设计，就跟造房子一样的，高楼大厦和乡村小屋看上去都是砌砖头，区别就在于，高楼大厦必须从一开始打好地基，浇筑框架，如果一开始没有做好准备，以后想往上增加楼层，是不可能的吭，就算硬加，也就只能添加一两层，否则一定会坍塌！在这个基础上，如果后期需要，商业可行性自然水到渠成。"

我在心中暗暗叫绝，王焱毕竟家里以前是做企业的，从小到大耳濡目染。不过这个肯定在现阶段不是我们考虑的重点，但从一开头早早未雨绸缪，对今后的工作顺畅开展肯定大有裨益。

再结合他的具体家庭情况，我对他的想法表示非常理解。毕竟生活当中没有钱是万万不能的，虽说钱本身也不是万能的。

"程老师，你看现在已经复工了。等疫情再平稳些，我可能就要辞职了。"王焱冷不丁又冒出一句。

我对他的话始料未及："这么快？"

王焱轻轻笑了，他看了看我，仿佛鼓足了勇气："我很喜欢……吴译菡……医生。"

我心中一咯噔，以王焱这个闷葫芦的性格，怎么今天突然跟我这个外人说起感情的事？糟了，我马上回想起微信朋友圈阚俊和吴译菡在补给站的那些照片，是不是他也看到了？

王焱接着说道："可是……我现在拿什么喜欢她呀，我每个月就这点工资，咱们是一家医院，医生打前站，吴译菡肯定比我挣钱多，再说了，上海房价这么贵，我如果像这样在医院工作，这辈子也不知道能不能买下属于自己的房子……"

"王焱，"我打断他，"不是所有的女孩子都是要男方有房子才答应的。"

"是，没错。"王焱很镇定地继续说，"我不是说这是吴译菡的要求，但这是我对自己的要求，我现在根本没资格跟她提。"

他仿佛是下了很大的决心，跟我说完这句话，轻轻地笑了笑："程老师吭，在咱们医院，我这两年其实也没认识几个人，我也不会说话，不过，刚才这些都是我的心里话，好不容易有人让我说了出来，我好受多了。"

"既然你这么说，那我们就不是外人。"我的脑子里还想着阚俊和吴译菡的照片，趁势开导王焱，"你遇到了自己中意的女孩子，这挺好的。不过，如果你表白了，吴译菡会不会答应你，那是另外一件事。"我说着看了一眼王焱，补充道，"其实这个世界上没有什么人是非爱不可的，有时候就是缘分没到！"

"程老师，你说的我都明白，但我觉得有时候缘分也得靠自己创造。这段时间不上班，我在网上学习了两门课程，也在查询一些公司的招聘通知。我会好好努力的。"王焱又轻轻笑了，扬起了低下的头，"我刚才说的事儿，麻烦你也别跟……吴译菡……医生说，我……让天鹅再飞一会儿！"

"王焱，我真舍不得你走。"我不无遗憾地说。

"程老师，你放心，不管我啥时候离职，我都会把你这个项目好好做成的。"王焱说。

我重重地点了下头："一言为定！也希望这个项目能够早点推广。等你出去做出名堂，到时候我们还一起合作！"

那天，我跟老刘都很早回家。吃饭前，父女俩又闹了一场。

大人是上班了，可孩子在家上网课没个人盯，老师通知说，有些同学在线上课堂麦克风也不打开，不让老师提问，让家长多跟孩子沟通，及时了解动态。我要做饭，就派老刘去问 Happy 有哪些地方爸爸可以辅导的。Happy 说，那让爸爸帮她整理生物作业笔记吧。

话说老刘整理笔记就整理笔记呗，话多得要死，没几分钟就开始吹嘘说"老爸有多厉害"，Happy 当然反唇相讥，说："我妈搞心脏的，你呢，不就是个搞'下水道'的。"老刘哪肯服气，说："泌尿外科是外科领域的金饽饽，只有成绩最好的才能入选，每年的录取分数线比其他亚专科譬如肛肠科什么的都要高！"结果 Happy 愤怒地反驳："你一个搞尿的，有什么理由看不起人家搞屎的！"

听完他俩重口味的对话，我简直无言以对。世上爸爸有百媚千红，为啥我家分到这一品种？

父女战争最终以 Happy 全面取胜而告终，她把爸爸打翻在沙发上，并且踏上了一只脚。她那个不成器的爹还昂首做讨饶状，相当乐在其中。我一边给这俩活宝拍照一边想到今天跟王焱的见面，忍不住感慨良深。世事难料，我们每个人都无法预料第二天会发生什么，望女成凤我也不指望了，只希望她一直都能这么快快乐乐的，平安才是人生最大的福气。

忽然，Happy 好像想起了什么，从沙发上蹦了下来："老妈，你是不是认识死亡集市的范阎罗？"

我说："是啊，怎么啦？"

老刘从沙发上爬起来，插嘴道："死亡集市是啥？"却没有人理睬他。

Happy 对着我高兴地拍手说："乐乐和小甜今天在网上冲浪，发现死亡集市的范阎罗在微博 @ 过你，就对我说：'如果你妈认识范阎罗，就问他讨两本签名的唱片。'她俩可都是范阎罗的粉丝！"

我回答说："没问题啊，你不记得了吗，你刚上初中的时候，妈妈带你去福州路看过一场吵死人的表演？"

Happy 茅塞顿开："原来那个就是死亡集市啊？我得赶紧讲给乐乐和小甜听，馋死她们！"

积善之家，必有余庆

死亡集市是一支重金属乐队的名称，据说在小众音乐圈里颇有名气。现在十多岁的孩子，就喜欢这一类标新立异的音乐。当然，范阎罗对我科普重金属的时候，可从来不认为他们自己标新立异。范阎罗是他的雅号，他的本名是范彦模。

范彦模说，所谓"重金属"，其实有点类似于"破铜烂铁乐队"，比较形而上。就是这种音乐类型诞生之初，不论是鼓还是吉他演奏，节奏都是比较沉重的。打鼓都像是要使出吃奶的力气，吉他演奏则是使用大量的强力和弦，也就是把三和弦当中的那个音抽掉，形成一个五度音程关系的和声，而用电吉他演奏时发出的效果，会给人一种简单直接而又充满力量的感觉。早期的重金属贝斯演奏则会使用大量的和弦根音，比较简单，发出的是那种铮铮的声音，也是一种很硬、像是在打铁的感觉。

我听得毫无头绪。范彦模说："这样吧，程医生，我们乐队正好下个周末有场演出，我给你赠票吧，你要几张？"

我就不客气了，说："给我两张，我带小孩去见识见识。"范彦模哈哈大笑，说："没问题，不过我们的演出声音比较响，别把小孩给吓着了。"

我马上问他："有那么吵吗？怪不得你会发室上速（阵发性室上性心动过速）！"

没错，重金属乐队死亡集市的主唱范彦模是我的患者。他身高一米九，长发披肩，套着黑色夹克，走路带风。令人意想不到的是，他其实毕业于财经大学，原本应该西装革履出入高级写字楼，却痴迷于音乐无法自拔。有一次，他在家中排练的时候，突然心跳加速、头晕、出汗，随即晕倒在地板上。那天，他太太和小孩去外婆家了，还好他哥哥正好来他家，给送到我院。

范彦模被突然发生的变故吓得心惊肉跳，好长一段时间都不敢登台，反复跟我说："程医生啊，我是盛极而衰，现在彻底变成一个病婆子啦！"

我对他摇头："你这纯粹是心理负担，预激综合征的患者多了去了。你不就发作那一次，就算次数多了，也有办法，来我们医院做个手术不就得了！"

范彦模做出夸张的惊恐状："发作一次还不够啊？我只要回想起来都觉得胸闷气短！哪还能次数多！"

预激综合征是一种心律失常，算不上罕见。一言以蔽之，还是心脏这座小别墅的电路设置出了问题。

90%的典型预激综合征患者发生于50岁以下，男性约占三分之二。其原因主要是在胚胎发育过程中，他们的心脏小别墅的二楼和一楼之间形成了特别的电线快速通道。在某些情况下，二楼屋顶发电机产生的生物电优先从快速通道传到一楼。与此同时，二楼尚且不明就里。快速通道优先导电，会引发心脏快速搏动。命名为"预激"，即为"预先激动"的意思。

对于存在快速通道的人，优先导电的情况各不相同。有些人只是偶然发作，有些人则发作比较频繁。

当快速通道优先导电的时候，**具体可以表现为阵发性室上性心动过速、心房颤动、心房扑动等。诊断预激综合征主要靠心电图。**

不同年龄的预激综合征患者均会发病，但一般随着年龄增加发生率逐渐降低。

凡是被诊断为预激综合征的患者，心里都十分害怕，虽然医生再三强调一般不会危及生命，但那种骤然发作的滋味实在不好受。那么，预激综合征的患者应该如何预防和治疗呢？

首先，娘胎里带来的快速通道无法摒弃，但如果生活规律、戒烟限酒、性格开朗，则会减少优先导电的次数。

其次，当预激综合征发作时，可到医院采用普罗帕酮、美西律、胺碘酮等药物进行治疗；根据预激综合征的种类以及发作时具体表现的心律失常类型，医生有时也会采取同步直流电复律将其矫正，就是大家在影视剧中看到的两个像电熨斗一样的东东，是临床上的一种抢救神器。

调整生活方式且经过正规治疗之后，预激综合征依然发作频繁，则一般建议进行射频消融手术。这是一种微创手术，医生在患者大腿根部、腹股沟的地方穿刺血管，将纤细的心导管送入心腔，通过精准标测，将患者的快速通道予以破坏。当前这种手术的成功率很高，达到了95%以上。

　　饶我如是解释，范彦模依然对那次发作心有余悸。大概过了两三年，死亡集市的范阎罗才重返舞台。我们偶然联系的时候，他都非常客气地问我："程医生，你还想看演出吗？"我都婉言谢绝："那一次就够啦！"

　　那次带 Happy 去看他们重金属乐队表演，着实是我毕生难忘的体验。福州路的那间音乐厅是死亡集市的根据地，但非常难找，看上去跟普通的公寓楼没啥两样。好不容易找到入口，里面的走廊阶梯九曲十八弯，粗糙原生态水泥墙面上各种抽象涂鸦，穿行好几分钟之后，我们终于听到了喧哗嘈杂，继续上了一层楼，才抵达音乐厅。

　　这个音乐厅跟我既往去过的都不同，舞台不像舞台，也没个观众席，除了鼓手，其余所有人都站着。他们的表演在我这个外行看来就是随心所欲，范彦模说的"破铜烂铁乐队"确实所言不虚，等到高潮曲目的时候，我让 Happy 张大嘴巴，小孩子耳朵的鼓膜比较娇嫩，这么高分贝的声音，必须张开嘴巴开放咽鼓管，让鼓膜两侧的压力达到平衡。我们平常乘坐飞机起飞降落的时候，很多人咽口水或者喝点水以缓解耳背，是同一个原理。

　　反正，我对范彦模的世界既好奇又难以理解。等到我们比较熟悉之后，我问他："你搞这个乐队能挣钱吗？"他笑着摇摇头，说："做音乐的能有几个赚到钱，更何况是我们这种小众的重金属乐队，我不但不挣钱，还贴了好多钱呢。"

　　我就更加好奇了："那你拿什么养家糊口呢？"范彦模已经结婚生子，从他的言谈举止和穿着打扮，根本不像省吃俭用的人，而且，他一直说那次发作如果不是他哥，没准儿就在隔音室挂了。范彦模把家里的一间房做成了专业隔音室，以免吵到邻居。我猜想在上海家里有空余房间能做隔音室的，应该不差钱。

见我如此发问，范彦模嘿嘿一乐："我哥养我呢，我哥说，既然我真心喜欢做音乐，那就去玩乐队，啥时候玩够了想上班，再回他的公司。"

我发自肺腑地表扬他哥："不愧是亲兄弟！"

范彦模又是嘿嘿一乐："我哥姓白，不过我们比亲兄弟还亲！"

然后，范彦模给我讲了他哥白东海的身世。

一开始，白东海只是范彦模老妈邵教授在复旦大学管理学院的学生。复旦管理学院培养高精尖金融人才，每年录取分数线都令人望而却步，而白东海的录取分数线比他的同班同学低了差不多两百分。因为他是来自青海的蒙族同学，通过特别批次招录的。

20年前，白东海就穿着一套衣服，带着一个书包，跟着领队老师来到了他的爸爸妈妈、爷爷奶奶都从未听闻的城市——武汉，在中南民族学院学习两年之后，来到了传说中的上海滩。

白东海很聪明，但他的基础跟同学们相比实在太差。而且，其他同学考进复旦大学之后，个个都是家里的天之骄子。只有白东海，除了要去教室上怎么也听不懂的课，还要设法勤工俭学，因为他捉襟见肘的助学金还要从牙缝里省出点寄回老家，他舍不得让两个连西宁都从来没去过的妹妹失学。

那时候，上海刚通地铁不久，白东海满门心思就是每天批发几捆当时最受欢迎的报纸《申江服务导报》，骑车带到一号线。机灵的白东海手脚勤快，经常抢着跟乘务员打扫车厢，乘务员叔叔阿姨也心疼这个来自大西北的孩子，对他每天在车厢里卖报纸网开一面。

原本，白东海以为自己会一直这样下去，每天去卖报纸也不错，比爸爸妈妈加起来挣的钱都多。

但大学二年级，他们班来了一位新老师，姓邵。这位邵教授看上去不太像饱读诗书的复旦教授，倒像个居委会大妈，十八九岁上下的大孩子多损呀，明里暗里都喊她邵大妈。邵大妈还有点爱管闲事，大学老师不都上完课就走了吗，她偏不，对于考试成绩不好的学生，居然像小学老师那样点名留堂，一个一个当面分析为啥考得不好。

邵大妈把白东海留在了最后，因为他不但成绩垫底，甚至跟倒数第二名都差了一大截。于是乎，邵大妈一心想给白东海传道授业解惑，根本不知道她面前的学生内心翻江倒海焦急万分，这位大妈这么唠叨下去，岂不是耽误他下班黄金时段去一号线卖报纸了吗？再说，她讲的那些自以为深入浅出，其实还不是对牛弹琴。打个比方，邵大妈说："这道题，你只要把 A、B、C 相加就可以得出 D 啊！"但实际上白东海根本连 A、B、C 是个啥玩意儿都不明白！

邵大妈苦口婆心讲到天黑总算结束了，白东海连书包都不想拿，一个箭步就往教室门口蹿。没承想邵大妈还没完："东海，我觉得刚才那道题你还没理解透，要不你到我家一起吃晚饭，我再给你巩固一下！"

如同五雷轰顶的白东海万般无奈地去了教工宿舍楼，他站在邵大妈家门口的垫子上，脸一会儿白一会儿红，忸怩了很久，就是不进门。

大嗓门的邵大妈说："你在磨蹭什么？怎么还没换拖鞋？"然后就跑到门口扯白东海，当时还在读小学的范彦模也跟着妈妈跑到门口看热闹。

白东海把头低得不能再低，声音也小得不能再小，说："我……脚太臭了……"

邵大妈没当回事："臭就臭一点！"说罢就去脱白东海的鞋子。

然后，范彦模说到这里的时候，忍不住笑得东倒西歪，还捏住了自己的鼻子。原来，白东海脱鞋之后，当时跟到家门口的范彦模被熏得连连倒退几步，因为他陡然闻到了这辈子最臭的脚丫子，没有之一！

白天上课早晚卖报的白东海哪有时间洗脚啊，甚至脱在门口的那双球鞋，有一只底烂得都快掉下来了。

就是在那个晚上，听完头都快低到裤裆里的白东海讲述完他的家庭和经历，双眼泛出泪光的邵大妈把范彦模爸爸拉到了他们的卧室，同为大学教授的范彦模爸爸给这个家庭拍板了一个重要决定：他们要将白东海收为养子，让他成为范彦模的哥哥。不是名义上的那种领养，而是衣食住行都跟范彦模一样。以前的教工宿舍隔音效果差，范彦模和即将成为他哥哥的白东海，都听到了饱读诗书的范彦模爸爸语气如常："积善之家，必有余庆。"

再后来，邵大妈的大儿子白东海以中游成绩拿到了大学毕业证书，进入一家处于上升期的投资公司。他聪明活络，又特别能吃苦，很快升为部门经理。他依然像大学时候那样，只要不出差，每个周末都回家，吃他老妈做的饭，跟调皮捣蛋的弟弟打闹一番，逢年过节给老爸老妈孝敬一份心意，邵大妈伸手拿下，下一句就骂他怎么总是熬夜就是不听话！

又过了四五年，白东海跟公司副总的独生女儿互生好感，刚上大学的范彦模跟着爸爸妈妈一起去跟女方家长见面。邵大妈在南京路的气派饭店特意订了一个套间。见面那天，临出家门的时候，邵大妈也不知道怎么想的，非要两个儿子去超市买两瓶酒带上，她跟范彦模爸爸先走。

提前抵达饭店的邵大妈夫妇赶在儿子们没到之前，跟副总一家当面讲述了白东海的家底。"东海就是我们的儿子，但我们两个都是教师，没有多少钱给他。"

西装革履的副总和知书达理的副总太太听完邵大妈的话，对看了一眼，副总开口语气如常："邵教授，范教授，你们能做善事，我们也可以的。"

这是一个发生在上海的真实故事，我早已知晓。但当我将他们的话语以文字表述出来的时候，依然被感动得泪流满面。

我后来还见过一次白东海，他站在范彦模旁边，无论身高还是相貌两个人都没有任何相似之处，但是他们坐在一起讲话和大笑起来的样子，你会觉得，他们的身上一定流淌着相同的血。

复工的第一天晚上，我忙完家务，打电话给范彦模，说："我女儿的同学想请你送两张签名 CD，你看方便吗？"

范彦模一如既往地随性回答："必须没问题！不过，估计得过几天。我哥想办法买到了好多口罩、帽子和手套，上两周先给武汉送过去不少，他不是在武汉读过书吗，说对那里有感情。然后给我们上海的各家医院也捐了好几次——哎，程医生，昨天还给你们医院送了两车呢！"

"白东海？"

"是啊，我哥说：'不是爸爸讲的吗，积善之家，必有余庆。'反正他现在是大老板，我结婚的房子都是他买了送给我的，他刚才还跟我说疫情管制只能待在家里，要是我再生个二宝，再给买一套。口罩你们放心用，不够我们再送！把你们给保护好了，我们就不用天天戴口罩了，我们死亡集市还想全国巡演呢！"

后记

《说句心里话3》就要问世了。

最后校稿时，人民卫生出版社的编辑Z老师向我严肃提问："程医生，你在书里写的故事都征求过当事人的意见吗？虽然这是一本故事书，但也要注意保护隐私！"——她客气礼貌但不失坚持的语气，让我瞬间回到医学院的读书年代，重温翻开那些蓝白封面教科书时扑面而来的严谨、求实、较真到底的熟悉气息。

其实，这个问题很多朋友都问过。

1．我既往出版的《医生最懂你的心》《说句心里话》《说句心里话2》以及即将发行的《说句心里话3》，里面记述的人物和故事，大部分都是有真实原型的，那些最终痊愈或者抱憾离世的病例，的的确确都发生过；没有细节，则编织不出引发共鸣的感情。

2．伴随这些故事所讲述的心血管知识，那更是经过仔细斟酌、并且经过反复核对的，毕竟这是一本科普书。

3．但是，书中出场的人物，为了保护当事人，也为了推动故事情节，都经过了调整和虚化。譬如，的确有一位与我年纪相仿的朋友，她聪明能干、积极向上，但却遭遇家庭不幸，儿子得了抑郁症，书中描写的她陪儿子在雨中骑车的场景与对话，每一个字都是真实摘录，但实际上她并不是我们医院的同事：我是把三个人的经历，捏合成了"上前线"的韩卓敏。

又比如，高血压很常见，但在我国，大部分高血压患者都不了解自己的病情，更别提有效监控血压，所以，我特别遴选了一例血压升高导致脑干卒中、失语症的病例，希望能够引发大家对于血压筛查和治疗的重视；但这个病例并非我院大数据中心工作人员的父亲；同理，王焱也是三个不同的人的经历打乱之后的重组。

还有，我们医院的确在新冠肺炎疫情爆发之初，全院同仁联合企业克服重重困难，将驰援武汉一线的呼吸科专家的发明创造"一次性医用防护鼻罩（专利号：2020201572047）"以三天时间转化为产品，送达武汉各家医院同道的手中，大家齐心协力完成了一件"不可能的任务"。这件事在国内各大主流媒体上都进行过报道，很多朋友都知道第一发明人是我院呼吸科副主任蒋进军医生。但蒋主任不是书里的年轻医生阚俊，毕竟阚俊在本书快结束的时候才找到女朋友，而蒋主任家的小帅哥早已雏鹰展翅，颇具乃父风范……

在此，我还要特别致谢时任武汉大学中南医院影像科副主任张笑春医生。我与张主任素昧平生，是当时在网页上看到她的事迹，被感动得无以复加，因而以她为原型，塑造了书中吴译菡的妈妈、抗疫英雄雒文娟。不过，除了在疫情爆发第一时间不惜以自己的生命作为筹码修订新冠肺炎临床诊断标准之外，书中雒文娟医生的家庭经历是嫁接了另一个人，与张主任自己的生活毫无交集之处。而当我为此与现在已履职广州市妇女儿童医学中心医学影像部负责人的张主任请教时，她不但积极表示要给我提供更多的资料，而且在午夜 12 点，我俩通过微信和电话，共同探讨起医学科普工作的重要性、必要性以及如何进一步提升传播力……

对于在书中实名出现的人物，譬如我院重症医学科钟鸣主任医师、武汉亚洲心脏病医院马小静教授等，都事先就书稿征求过他们本人的意见。我这些可敬可爱的同事和朋友们，无一例外都对本书给予了肯定的支持，并提出中肯的建议。

所以，概括而言，这是一本基于现实素材而撰写的心血管科普故事书，真实可靠，但人物不可能逐一对号入座。

Z 老师，我这样回答能通过吗？

程蕾蕾

2021 年 9 月于上海